암을
이기는
습관

암을 이기는 습관

유근영 지음

포르체

프롤로그

  암을 다루는 교수로서, 그리고 학자로서 40여 년을 살아오면서 가장 어려웠던 점을 묻는다면 뭐라고 대답할 수 있을까? 나에게 그 답은 "암을 예방하자"라는 필생의 좌우명을 지키는 일이었다. 암이라는 질병뿐 아니라, 삶에서도 예상치 못한 어떤 일이 생기지 않도록 미리 막는다는 것만큼 어려운 일은 없다. 차라리 없던 일을 새롭게 만들고 생산하는 편이 더 쉬울 것이다. 고사성어로 '미연방(未然防)', 즉 사태가 벌어지기 전에 미리 막는다는 것은 내 삶에서 가장 어렵고도 두려운 단어였다.

  젊은 의학도 시절, 지금은 비교적 흔하고 가볍게 여겨지는 자궁경부암으로 어머니가 돌아가셨다. 최고 수준의 대학 병원인데도 아무것도 해드릴 수 없었던 현실에 실망하며 나는 깊은 허탈함과 무력감에 빠져들 수밖에 없었다. 그 시기를 보내며 '암을 예방하겠다'는 결심을 품은 지 어언 45년이 넘었다. 어쩌면 무모한 도전일지도 모른다는 불안감이 엄습하던 2000년대 초반을 지나, 2011년에 접어들어 마침내 국내 통계에서 유사 이래 처음으로 '암 발생의 감소' 현상이 확인되었다.

'암은 예방할 수 있다'는 우리의 신념, 그리고 이를 국가암 정책에 반영하기 위한 전략적 노력이 비로소 결실을 맺은 순간이었다. 그 꿈만 같은 결과에 모두가 벅찬 감동과 환희에 젖었던 기억이 생생하다. 암은 정말로 미리 막을 수 있는 것이었다.

지금도 나는 학부 강의나 시민 강연 때마다 자신 있게 이야기한다.

"나는 아직 암에 걸리지 않았다."
"어떻게 하면 암을 예방할 수 있는지 알고 있다."
"오래 살면 나에게도 언젠가는 암이 찾아올 수도 있다."
"그러나 그렇게 두렵지 않다. 조기에 발견하면 대부분 치료가 가능하기 때문이다."

서점에 가 보면 암에 관련된 서적들도 제법 많이 보인다. 다만 대부분은 '암에 걸리고 나서'의 시점을 다루고 있다. 우리는 암이 찾아오기 전에는 암에 대해 생각하지 않다가, 막상 암에 걸리고 나서야 어떤 음식을 먹어야 하며, 또 어떻게 치료해야 하는지를 고민한다. 그러나 실제로는 건강할 때 건강을 지키기 위해 무엇을 해야 하는지에 대한 지침을 갖는 것이 훨씬 더 중요하다.

평균 수명이 길어지는 시대에 암은 우리 개개인과 그리 멀리 있지 않다. 오래 사는 것도 중요하지만, 우리가 정말 바라는 건 암에 걸리지 않고 건강하게 사는 것이다. 암 발병률을 현저하게 낮추는 암 예방법은 존재한다. 그러나 많은 사람이 막연하게 암을 무서워하면서도 암을 예방하는 방법에 대해서는 잘 모르고 있다.

암 예방에 관한 정보를 공유할 목적으로 2011년 교수 시절에 《암, 올바로 알고 제대로 예방하기》라는 일반인을 위한 교양서를 출간하였다. 이어서 2014년에는 《사진으로 보는 암 예방》이라는 제목의 교양서도 출간하였으나, 이제는 모두 절판되었다. 이 책에는 과거 출간했던 책에서 소개한 내용을 포함하여 암 예방을 위해 알아야 할 실질적인 정보를 모두 담았다. 1부에서는 암에 대한 기본 이해를 돕는 교양 지식을 담았고, 2부에는 본격적으로 일상에서 실천할 수 있는 암 예방법을 담았다. 오래도록 인류를 괴롭혀 온 암에 대해서 잘 알고 파고들수록 분명히 우리는 암과 멀어질 수 있다.

이 책을 출판하는 데 집필진의 일원으로 원고의 작성과 수

정에 직접 귀중한 정보와 시간을 내어 준 인하대학교의 김연주 교수, 분당 서울대학교병원의 고광필 교수, 중앙대학교의 박보미 교수, 그리고 편집 실무를 도와준 계효경 씨에게 깊은 감사를 드린다. 편집 작업을 위해 사무실 제공 등 물심양면으로 지원을 아끼지 않으신 A+에셋의 곽근호 회장님과 헬스케어 임직원 여러분, 그리고 출판의 실무를 담당한 포르체 박영미 대표와 김찬미 편집자께 감사를 드린다. 원고의 세심한 부분까지 읽고 독자의 입장에서 조언해 준 아내에게도 감사를 전한다.

저를 이 길로 인도하여 주신 어머니 영전에 소책자를 올립니다.

2025년 가을의 문턱에 삼성동에서
저자 유근영

들어가기 앞서

암 정복기를 읽다: 암 예방의 시작

암 예방을 향한 여정을 시작하다

의대를 졸업하면서 원래는 외과나 정형외과를 전공으로 하고 싶었다. 강의도 재미있었고, 나름 손재주도 있는 편이었으며, 환자에게 눈에 보이는 분명한 치료를 해 줄 수 있다는 사실도 매력적이었다. 수업에 지친 몸을 이끌고 집에 도착한 어느 여름 날, 어머니가 자궁경부암에 걸렸다는 청천벽력 같은 소식을 듣게 되었다. 당시 국내 최고 수준이었던 우리 병원에도 항암제는 물론 변변한 방사선 치료기조차 없던 시절이었다. 아무것도 할 수 있는 게 없다는 무력감 속에서 임상 의사를 하려던 의지가 꺾이고, 결국 예방의학자의 길로 들어서게 되었다. 1978년 사랑하는 막내의 의대 졸업식에 와 보시지도 못한 채 어머니는 향년 54세의 나이로 우리 곁을 떠나셨다.

암을 예방하는 일에 일생을 바치고자 서울대 의대 예방의학 교실에 들어갔으나, 당시에는 암을 전공하는 교수님도 없었고, 나는 전공의 5년 내내 일산화탄소 중독에 관한 역학 연구로 시간을 보냈다. 지도교수 윤덕로 교수님은 '학자는 한 우물을 파야 한다'며 서민들을 위한 연탄가스 중독 연구에 평생을 바친 큰 스승이셨다. 난 그 가르침에 따라 언젠가 암 예방이라는 1가지 일의 전문가가 되겠다는 다짐을 했다. 전공의 시절 동안 국내에는 역학과 통계학을 전공한 교수님이 드물어 외국 교과서를 통해 공부할 수밖에 없었다.

 역학은 공부를 하면 할수록 매력이 많은 학문 분야였다. 콜레라의 원인을 모르는 상태에서도 상수도 오염을 차단하여 런던 시내의 콜레라 유행을 종식시킨 존 스노우(John Snow)의 이야기는 '원인을 몰라도 질병은 예방할 수 있다'는 큰 깨달음을 주었다.

 1983년부터는 3년간 예방의학장교로 군 복무를 마치고 전임 강사로 부임했다. 비로소 역학 연구의 여건이 갖춰졌으나 문제는 연구할 데이터가 없었다. 다행히 선임 교수가 입수한 공무원 및 교직원 의료보험공단 자료로 B형 간염의 감염 양상과 진단법 예측, 간암과의 인과적 관련성을 연구할 수 있었다. 1991년에 발표된 이 논문은 우리나라 최초의 후향적 코호트 연구가 되었다. 하지만 당시에는 범주형 자료 분석론에 대한 지식도, 통계 프로그램도 부족했다. 미국과 일본에서 연수를 마치고 돌아온 1991년까지도 국내에서는 분석 역량조차 갖추지 못한 상황이었다.

역학 연구방법론 연수

예일대에서 보낸 연구년 1년은 역학 연구방법론과 의학통계론을 체계적으로 정립하는 매우 중요한 기간이 되었다. 홀포드 교수의 범주형 자료분석론 수업을 듣고, 듀브로우 교수와 공저자로서 내 첫 SCI 논문을 발표한 것도 이 시기였다. 국내에서 목말랐던 역학 연구방법론을 체득하고, 국내에도 하루 빨리 이 내용을 전하고 싶다는 열망이 커졌다.

하지만 당시 국내에 분석 가능한 데이터가 부족하여 귀국 직전에 일본 아이찌(愛知)암센터를 6개월간 방문하기로 했다. 나고야에 있는 아이찌암센터는 일본내에서 역학에 관한 한 선두자리를 유지하고 있는 연구소인데, 소장으로 계신 토미나가 선생을 멘토로 모시고 타지마 역학부장과 파트너가 되어 마음껏 연구를 진행했다. 3개월 정도 지나서는 '모유 수유의 유방암 예방'에 관한 분석 결과를 원내 세미나에서 발표하였고, 이어 일본암학회에 발표하여 주목을 받았으며, 결국 1992년 미국역학회잡지(IF=5.241)에 한국인으로는 처음 게재되는 쾌거를 이루었다. 이후 나는 아이찌암센터의 객원 연구원으로서 많은 국제 연구의 기반을 다지게 되었다.

예일대에서 숙지한 연구방법론을 일본인을 대상으로 수집된 역학 자료에 적용한 SCI 논문이 성공적으로 발표되면서, 이후 그동안 난제로만 여겨졌던 역학 연구방법론이 국제적으로 인정받았다. 귀국 직후에는 서울대 의대에 의학통계상담실을 국내 최초로 개설하고, 분석용 통계 프로그램을 구입했으며, 대학원과정에 범주형 자료분석론 과정도 개설했다. 이는 1996년 국내 최초의 '범주형 자료분석론' 교과서 발간으로 이어졌다.

이 시기부터 우리 암역학 연구실은 암의 원인을 찾는 본격적인 역학 연구의 행보에 나섰다. 유방암을 목표로 환자-대조군 연구를 진행했는데, 미국 연수 시절 이미 최고치에 오른 서양의 유방암 발생률과 일본의 추이를 보며 한국에서도 유방암이 분명 급증할 것이라 예견하였기 때문이다. 더불어 유방암의 위험 요인은 비교적 조절이 가능하여 현실적으로 예방이 타당하며, 임신과 출산이 복잡하게 얽혀 있어 우리가 습득한 범주형 분석용을 바탕으로 그 실마리를 풀 수 있을 것이라고 보았다.

암의 원인을 찾아서

　유방암에 대한 역학 연구를 진행하는 데 있어 가장 큰 문제는 기초의학에 속하는 연구실이라 유방암 환자를 직접 만날 수가 없다는 점이었다. 임상 교수와의 공동 연구가 절실했다. 마침 예일대 연수 시절 인연을 맺은 노동영 교수가 귀국하여 서울대 의대 최국진 교수님을 모시고 유방암 연구회를 결성할 수 있었다. 드디어 유방암 역학 연구를 시작할 수 있게 된 것이다.

　초기에는 일본 아이찌암센터의 역학 자료를 이용한 연구 논문도 여러 편 발표하였지만, 결국에는 서울대병원 유방외과와의 공동연구를 수행하면서 수집된 데이터를 이용한 환자-대조군 연구가 주류를 이루었다. 임신·분만이나 비만 요인 등 유방암의 결정 요인에 관한 생태학적 연구는 당시 지역 사회 연구로 참여를 시작한 연천 지역 조사 자료를 활용하기도 하였다.

　1990년대 후반에는 강대희 교수가 합류하면서 2가지 큰 변화가 일어났다. 생체 유전 정보를 접목하는 분자역학적 연구가 수행되었으며, 서울대병원뿐 아니라 아산병원 등 다기관 공동연구로 유방암 연구 조직을 다변화하게 된 것이다. 한때는 전국의 유방암 환자의 29%를 확보할 수 있는 대형 연구 조직으로 성장하면서, 우리의 유방암 위험 요인에 관한 환자-대조군 연구는 그야말로 황금기를 구가하게 되었다.

또한 일본 아이찌센터의 타지마 교수가 제안한 한중일 공동 연구를 바탕으로 우리나라 최초의 '한국인 유방암 예측 모델'이 완성되었고, 이는 질병 예방을 위한 역학 연구의 절정기에 도달하는 이정표를 세운 논문으로 평가된다. 박수경 교수의 박사학위 논문이 우리 연구실 최초의 분자역학 연구 논문이 되고, 김연주 박사의 학위논문이 혈청역학 논문으로서 발표되면서, 강대희 교수의 탁월한 주도로 인해 우리 연구실의 분자역학적 연구는 한 차원 높은 단계로 도약했다. 국제 유방암 컨소시엄(BCAC, Breast Cancer Association Consortium)의 회원으로서 2007년에는 네이처 제네틱스(Nature Genetics)에 공동 연구자로 이름을 올렸고, 어느덧 역학 연구의 세계화를 이끌어 가기 시작했다.

과거로 돌아가 미리 예방할 수 있다면

코호트 연구는 암 역학에서 가장 신뢰성이 높은 방법이지만, 수만 명을 10년이라는 긴 기간 동안 추적 관찰해야 하기에 실제로 수행하기는 매우 어렵다. 그런데 1990년, 정부가 영광원자력발전소 인근의 주민에게 암 발생 위험이 있는지에 대한 연구를 의뢰하면서 코호트 연구를 디자인하며 최종적으로 생체 시료를 겸비한 '한국인 다기관 암 코호트(KMCC, Korean Multi-center Cancer Cohort)'가 탄생하게 된다.

코호트 연구는 발병 전 개개인의 생활 습관을 조사하고 혈액 등 생체 시료를 확보하여, 과거로 돌아가 미리 질병의 원인을 찾고 예방하는 일이라고 할 수 있다. 이때 병원을 찾은 환자가 아니라 지역 사회에 거주하는 주민을 대상으로 하는 이유는 질병에 걸리는 장소가 애초에 병원이 아니라 지역 사회이기 때문이다. 다만 연구 대상 1명을 확보하는 데도 약 40만 원의 비용이 들기 때문에 국가적 지원 없이 개인이 쉽게 도전할 수는 없는 연구였다.

다행스럽게도 1993년 원전 역학 조사의 비용으로 구축한 KMCC는 2만 명의 설문 정보와 생체 시료를 확보하는 데 성공하여 지금까지 한국을 대표하는 코호트 연구로 국제적으로 인정받고 있다. '한국인 위암 발생에 짠 음식과 헬리코박터균이 영향을 주는 것(신애선, 곽진)' 그리고 '콩을 섭취하면 위암도 예방(고광필)' 된다는 연구가 대표적이다. 암의 원인을 연구하기에는 2만 명으로는 부족하기 때문에, 2006년 이후 국립암센터에서 10만 명을 목표로 동일한 코호트(KNCC)를 새로이 구축하기 시작하였으며, 보건복지부 관료들을 설득하여 질병관리본부가 주관이 되는 23만 명 규모의 한국인유전체사업(KoGES,

Korean Genome and Epidemiology Study) 코호트를 2000년대 중반에 성공적으로 완성하였음은 전 세계에 자랑할 만한 일이다.

이후 2005년에는 아시아 코호트 컨소시엄(ACC, Asian Cohort Consortium)을 출범시키며 코호트 연구에서 국제적인 리더십을 발휘하게 되었고, 100만 명 규모의 연구 대상이 확보되어 아시아 최초의 '비만지표와 사망률' 논문이 세계 최고의 의학 논문 잡지인 NEJM(뉴잉글랜드 의약학 저널, New England Journal of Medicine)에 실리기도 했다. 특히 한국의 코호트 연구 중에서도 인간 유전체 연구를 수행할 수 있는 생체 시료를 확보하고 있는 몇몇 코호트들은 국제적인 주목을 받으며 국제 세미나와 공동 연구에 비중 있는 역할로 나서고 있다.

암과의 전쟁에서 승리하고 있는가

대학 교수로서 30여 년의 연구 이후, 나는 2006년에 국립암센터 원장으로 부임하게 됐다. 조직 관리 체계를 재정비하고 비전과 목표를 재설정하는 한편, 연구 중심의 암센터로 만들기 위해 암 연구비 확충과 우수 연구원의 확보, 첨단 연구 실험 장비의 도입과 연구 인센티브제 도입 등 필요한 조처를 해 나가기 시작했다. 취임 초기 50~70편에 달하던 전체 SCI 논문수가 2015년에 이르러서는 400편 이상으로 늘었고, 최초의 국제 암 심포지엄도 이 시기에 시작되었다.

국립암센터의 임무 중 하나는 국가 단위의 암 통계를 생산하는 것인데, 2003년 제정된 암 관리법이 결정적인 역할을 하였다. 모든 암환자에 관한 정보가 중앙암등록본부에 수집-관리되면서 국가 단위의 암 발생률 통계가 생산되기 시작하였는데, 이는 국제적으로 가장 신뢰성이 높은 양질의 통계로 인정받고 있다. 역사상 처음으로 국가암 조기 검진 사업이 1999년에 시작되어 이제는 전 국민이 5대 암 내지 6대 암에 대한 검진을 받게 되었다. 주민등록번호를 이용하여 매년 생존 여부를 확인하면서 생산되는 암 생존율 역시 동 기간 동안 크게 향상되었는데, 모두 국립암센터의 역할이다. 암 예방과 관리를 체계적으로 연구하는 동시에 일반인들을 위한 국민암 예방 수칙을 제정하기도 했다.

암 조기 검진 사업의 결과로 암 생존율은 선진국 수준을 상회할 만큼 향상되었으나, 암 환자 수는 2011년에 이르러 100만 명에 달할 정도로 꾸준히 증가해 왔다. 이에 정책적으로 가장 중요한 목표는 '암 발생 자체의 감소'였다. 그간의 역학적 연구를 비롯하여 '한국인 유방암 예측 모델(박보영)', '한국인 암의 기여 위험도 추정(신해림)', '위암에 대한 국가암 조기 검진의 효율성 평가(전재관)' 등의 연구가 이어졌다. 그 결과들은 전 세계가 주목하는 한국의 대표적 암 예방의 업적으로 간주된다.

1971년, 미국의 닉슨 대통령이 '암과의 전쟁'을 선포한 후 막대한 연구비가 첨단 암 치료 장비에 투자되었으나 UICC 회장인 카샵 박사는 이에 대해 '그건 착오였다'고 후회했다. 완치율이나 생존율을 높일 수는 있었으나 애초에 암 발생 자체를 막지는 못했기 때문이다. 암과의 전쟁에서 진정한 승리는 암이 생기지 않도록 미리 예방하는 것이다.

우리나라는 2011년부터 비로소 암 환자 발생률이 감소하기 시작했다. 국가암관리사업에서 '생존율 증가 시기 – 사망률 감소 시기 – 발생률 감소 시기'를 평가할 때, 2012년부터는 제3기인 '발생률 감소 시기'에 진입한 것으로 볼 수 있다. 암의 발생이 역사상 처음으로 줄어들기 시작했다는 건 암과의 전쟁에서 실질적인 승리를 거두고 있다는 신호이자, 국가암관리사업에 헌신적으로 종사해 온 관계자 여러분의 노고를 크게 격려해 주어야 하는 부분이다. 국립암센터 국가암관리사업 관계자 여러분에게 감사와 존경을 드리며, 독자들도 암 정복의 여정을 시작하시길 바란다.

목차

프롤로그

들어가기 앞서 암 정복기를 읽다: 암 예방의 시작

1부 우리는 모두 암과 싸우고 있다

1장 암은 누구에게나 찾아올 수 있다
나도 언젠가 암에 걸릴 수 있다 26
누구는 암에 이기고, 누구는 암에 지는 이유 31
암을 예방하는 것이 가능할까 35

2장   우리 몸 어디에나 발병할 수 있는 암

짜거나 탄 음식이 불러오는 위암 46

고기만 먹지 말고 채소도 먹으라고 하는 이유, 대장암 52

같은 여성인데 유방암 발생률은 다른 이유 57

담배 연기가 폐에 남기는 치명적인 흔적 63

조용히 깊어지는 침묵의 간암 72

완전한 예방이 가능한 자궁경부암 77

얌전한 암, 갑상샘암 84

몸의 살림꾼, 혈액에게 찾아오는 위협 88

3장   암의 숨은 공범들

비만은 암을 자라게 하는 토양이 된다 94

체르노빌 원전 사고가 암에 미치는 영향 97

민족에 따라 다르게 나타나는 암 101

의문의 폐렴, 면역 체계 저하와 암의 가능성 105

동남아의 열대 과일이 뜻밖의 암을 부른다 108

목을 타고 흐르는 독주의 위험 110

2부　암을 예방하는 일상 속의 선택들

1장　밥상의 변화가 몸의 변화를 만든다

고기의 유혹을 뿌리치면 생기는 일　116

작지만 강한 콩 한 줌의 위력　120

건강에 양날의 칼이 되는 소금　124

기름진 식탁이 유방암을 부른다　129

☛ 암 예방에 좋은 음식　133
☛ 암 환자에게 좋은 음식　137

2장　암을 예방하는 100점짜리 생활 습관

암은 하루아침에 오지 않는다　140

해롭지 않은 만큼의 술은 없다　149

태양을 피해야 하는 이유　152

숨만 쉬어도 닥치는 위험을 막아야 한다　156

규칙적인 운동은 강력한 암 백신이다　162

3장 암, 먼저 알면 막을 수 있다

암은 조기에 발견할수록 두렵지 않다 168

백신만 맞으면 예방할 수 있는 유일한 암 176

☞ 암 예방 습관을 만들자-4주 플랜 180

☞ 암 치료의 이모저모 186

☞ 암 연구자, 암 환자, 그리고
  아직 암에 걸리지 않은 여러분에게 전하는 말 189

1부

우리는 모두
암과 싸우고 있다

1장

암은 누구에게나 찾아올 수 있다

나도 언젠가 암에 걸릴 수 있다

암의 기원

우리 인체의 모든 조직과 장기는 일정한 규칙에 따라 생성되고 자리 잡으며, 각자 본연의 기능을 수행하도록 미리 정해져 있다. 그래서 팔의 길이도 좌우 대칭으로 일정 길이까지만 자라게 되며, 귀나 눈, 입술도 특정한 형태를 완성하고 나면 더 이상은 자라지 않는다. 이것이 바로 정상 조직의 특징이다.

그러나 암(癌, cancer)은 그렇지 않다. 생체 내에서 유전적으로 정해져 있는 조절 능력이 망가지며 제멋대로 자라나고, 성장을 멈추지 않으며, 심지어 자기 자리를 벗어나 멋대로 이동하고 퍼져 나간다. 이처럼 인체의 규칙을 무시하고 멋대로 행동하는 존재가 바로 암이다.

'암'의 영어 표현인 'cancer'의 어원을 따라가 보면 고대 그리스어와 라틴어로 거슬러 가게 된다. 그리스어로는 '카르키노스(karcinos)', 라틴어로는 '칸크룸(cancrum)'이라고 하는데, 모두 우리가 즐겨 먹는 '게'를 지칭하는 표현이다. 도대체 인류 최대의 난적인 암과 해산물인 게 사이에 무슨 관련이 있는 것일까?

이 표현은 고대 의학의 아버지라고 불리는 히포크라테스로부터 유래되었다. 히포크라테스는 일찍이 사람의 피부에서 생겨나는 종괴를 관찰하며 '암'이라는 표현을 쓰기 시작했다. 사람의 피부에 솟아오른 암의 종괴가 마치 울뚝불뚝한 게의 껍데기와 비슷하고, 암이 전이되어 주위로 퍼져 나가는 모습은 마치 게의 다리처럼 보인다고 하여 붙이게 된 이름이다.

그래서 전 세계적으로 암을 표현하는 단어나 상징물에는 게가 심심치 않게 등장한다. 예를 들어 독일어로 'Krebs'는 '게'이자 '암'을 뜻하는 단어이며, 독일 하이델베르크에 위치한 국립암연구소의 간판에도 'Krebsforschungszentrum(암연구센터)'이라는 단어가 사용된다. 위키백과에서도 영어의 'cancer', 독일어의 'krebs', 라틴어의 'cancrum'이 모두 같은 상징에서 비롯되었다고 설명한다. 또 우리나라 대한암학회의 로고를 자세히 살펴보면 그 안에서도 게의 모습을 찾을 수 있다.

3명 중 1명은 언젠가 암에 걸린다

우리나라에서는 매년 약 28만 명에 달하는 암 환자가 발생한다. 2022년 기준으로 남성의 경우 평균 수명인 79.9세까지 생존한다고 가정했을 때 암에 걸릴 확률은 37.7%로 5명 중 2명 꼴이다. 여성의 경우에도 평균 수명인 85.6세까지 생존한다고 했을 때 암에 걸릴 확률은 34.8%로 3명 중 1명 정도다. 이는 연령이 높을수록 암 발생률이 높다는 사실을 의미하며, 그래서 평균 수명이 길어질수록 암 발생률은 자연스럽게 높아진다.

65세 이상 인구에서 암 발생률이 높은 이유는 세포 손상이 오랜 시간에 걸쳐 축적되기 때문이다. 세포는 매일 노화, 환경적 유해 물질, 대사 과정에서 발생하는 활성 산소 등 다양한 요인으로부터 손상을 입는다. 다행히 우리 몸에는 이를 복구하는 체계가 있지만, 나이가 들수록 복구 기능은 약해지고 그 과정에서 발생한 작은 오류가 쌓여 결국 암세포로 변할 수 있다. 즉 암은 '노화의 일부'처럼 누구에게나 찾아올 수 있다는 뜻이다.

특히 암은 생활 습관이나 환경 요인에 의해 70% 이상 영향을 받아 발생한다. 유전적 요인도 중요한 역할을 하긴 하지만 흡연, 음주, 감염, 잘못된 식습관, 운동 부족 등이 대표적인 위험 요인이다. 예를 들어 흡연자는 폐암뿐만 아니라 식도암, 췌장암 등 다양한 암의 위험이 높아지며, 과도한 음주는 간암과 구강암의 발생 확률을 증가시킨다. 반면 채소와 과일을 충분히 섭취하고, 적정 체중을 유지하며, 규칙적인 운동을 실천하면 암 발생 위험을 상당히 줄일 수 있다.

젊고 건강할 때는 암을 막연하게 먼 일처럼 느끼기 쉽지만 암은 결코 멀리 있지 않다. 우리 자신을 포함하여 가족과 친구들, 주변에서 얼마든지 발생할 수 있으며 누구도 암에서 예외가 될 수는 없다. 지금도 몸 안에서는 암이 자라고 있을지도 모른다. 무엇보다 대부분의 암이 지진이나 해일과 같은 자연재해처럼 아직 그 명확한 원인을 잘 알지 못하기 때문에 여전히 두려운 존재일 수밖에 없다. 다만 그렇기 때문에 조기 발견하는 일이 더 중요할 수밖에 없고, 빠르게 발견하기만 한다면 (암이 생기는 것은 막지 못한다 하더라도) 최소한 암으로 생명을 잃는 일은 막을 수 있을 것이다.

설령 암에 걸린다고 해도 모두가 암으로 죽는 것은 아니다. 암에 관한 강연을 할 때 자주 받는 질문 중 하나가 "나도 암에 걸리게 되나요?"이다. 그때마다 "누구나 오래 살게 되면 결국 1번은 암에 걸릴 수 있게 되어 있습니다."라고 대답한다. 그리고 다음과 같은 말을 덧붙인다. "그렇다고 걱정은 하지 마십시오. 왜냐하면 암에 걸린다고 해서 모두 암으로 죽지는 않기 때문입니다. 인간은 누구나 죽지만, 암으로 죽는 사람은 그중 일부에 불과합니다."

그렇다. 모든 사람이 암으로 죽는 것은 아니다. 현대 의학으로도 암 환자의 절반이 완치되며, 미래에는 의학 수준이 더 발전할 것이기 때문에 암의 완치율은 더 높아질 것이다. 중요한 것은 현재의 건강 상태나 과거의 습관이 아니라 앞으로의 선택이다. 지금 이 순간부터라도 올바른 식습관, 꾸준한 운동, 금연과 절주를 실천하며 암 예방에 한 걸음 다가가야 한다. 나 자신을 돌보는 것이 곧 가족과 사랑하는 사람들을 위한 길임을 잊지 말아야 한다. 암은 충분히 극복할 수 있는 질병이다.

누구는 암에 이기고,
누구는 암에 지는 이유

 나이가 들면 암에 걸릴 가능성이 높아지지만, 노인이라고 해서 모두 암에 걸리는 것은 아니다. 또 식이나 생활 습관이 영향을 미치는 것은 사실이지만 이 역시 개인차가 있다. 그렇다면 왜 어떤 사람은 암에 걸리고, 어떤 사람은 걸리지 않는 것일까?

 학계에서는 개인이 가진 유전적 요인과 발암 물질에 대한 감수성의 차이 때문일 것이라고 의견을 모았다. 21세기 초 인간의 유전자 지도가 완성되면서 이에 대한 연구는 더욱 속도가 붙었다. 최근 연구에 의하면 특정 유전자가 변형되었을 때 암에 걸릴 가능성이 매우 높아진다는 사실이 밝혀졌다.

 비교적 흔한 암이면서 강한 가족력을 보이는 유방암이나 대장-직장암뿐 아니라 매우 희귀한 암에서도 이러한 암 유전자 감수성이 보고되고 있는데, 전체 암의 5% 정도는 특정 유전자의 변이에 의해 발생 위험이 증가하는 것으로 알려져 있다. 예를 들어, BRCA1 유전자에 변이가 있는 가계에서는 유방암과 난소암에 걸릴 감수성이 매우 높으며 이 유전자의 변이가 일어난 여성은 그렇지 않은 여성에 비해 유방암에 걸릴 확률이 2~3배 높다.

이처럼 암 발생에는 유전적 요인이 중요한 역할을 하지만 발암 물질에 대한 감수성 또한 암 발생에 영향을 미친다. 동일한 발암 물질에 노출되더라도 개인이 가지는 유전적 소인에 따라 인체에 해를 입는 정도가 다르다.

예를 들어 방광암의 원인 물질 중 하나인 아로마틱 아민의 체내 해독 과정에 관여하는 NAT라는 효소는 그 활성도가 유전적으로 결정되어 있다. NAT 효소의 활성도가 낮은 사람은 동일한 수준의 아로마틱 아민에 노출되더라도, 그렇지 않은 사람보다 방광암에 걸릴 확률이 더 높아지는 것이다. 마찬가지로 강력한 발암 원인인 전리방사선에 대한 감수성도 사람에 따라 다르고, 따라서 감수성이 높은 사람일수록 동일한 수준의 방사선에 노출되었을 때 암 발병률이 더 높아지는 것이다.

암에 영향을 미치는 요인들

암 발생의 원인은 매우 복합적이다. 과학자들은 암을 유발하거나 예방에 영향을 미치는 요인을 크게 2가지로 분류한다.

- 위험 요인(Risk Factors): 암 발생을 촉진하는 요소
- 보호 요인(Protective Factors): 암 발생을 억제하는 요소

이들 요인은 다시 외부 환경적 요인과 내부 유전적 요인으로 나뉜다.

1. 외부 환경적 요인
- 흡연: 전 세계 암 발생의 15~30%를 차지하며, 선진국에서는 이 비율이 더욱 높다.
- 만성 감염: 간염 바이러스(B형, C형), 헬리코박터 파이로리균, 인유두종 바이러스(HPV) 등은 암 발생의 10~25%에 관여한다.
- 식이 습관: 과도한 소금 섭취, 고지방 식사, 가공육 섭취 등은 약 30%의 암 발생과 관련이 있다.
- 직업적 요인: 발암 물질을 다루는 직업에서 폐암, 방광암 위험이 높게 나타난다.
- 환경 오염: 대기 오염, 수질 오염, 방사선 노출 등은 약 3%의

암 발생에 기여한다.

2. 내부 유전적 요인
- 유전적 소인: 가족력이나 특정 유전자 변이가 암 발생 위험을 증가시킨다.
- 호르몬과 생리적 요인: 여성의 임신, 출산, 수유 이력도 일부 암과 관련이 있다.

암을 유발하는 주요 요인을 분석한 연구에 따르면 다음과 같은 결과가 나왔다.

원인	2000년대 비율	1990년대 비율
흡연	15~30%	30%
만성 간염	10~25%	10%
식이 요인	30%	35%
직업적 요인	5%	4%
유전적 요인	5%	-
음주	3%	3%
환경 오염	3%	2%
방사선 노출	3%	3%

암 유발 주요 요인

암을 예방하는 것이 가능할까

 암 발생에는 유전적 요인과 환경적 요인이 함께 작용하며, 개인마다 발암 물질에 대한 감수성도 다르게 작용하기 때문에 암을 유발하는 모든 원인을 완벽하게 밝혀내고 하나하나 예방한다는 것은 쉽지 않은 일이다. 하지만 암의 정확한 발생 기전을 완전히 이해하지 못하더라도 주요 위험 요인을 차단하면 암을 예방할 수 있다.
 영국의 런던 소호에 가면 존 스노우 박사의 초상이 걸려 있는 살롱이 있다. 런던 역학회 창립 회원이었던 스노우 박사는 1849년부터 1854년 사이에 런던에서 유행한 콜레라에 대한 역학적 연구를 수행했다. 그는 당시 식수를 상업적으로 공급하는 두 회사 중에서 복스홀이라는 회사의 펌프가 콜레라 유행의 진원지라고 확신했다. 스노우 박사는 이 펌프를 즉각 폐쇄 조치하도록 하고 취수원을 템즈강 상류도 이전시켰고, 그후 콜레라는 종식되었다. 스노우의 연구는 1857년에 이르러 모든 판매 식수는 여과하여야 한다는 식수여과법의 제정으로 이어지게 되었다.

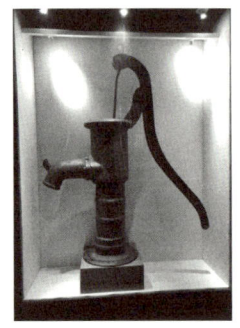

존 스노우 박사의 펌프

그러나 콜레라는 수인성 전염병이 콜레라균에 의해 발생된다는 사실이 코호에 의해 확인된 것은 그로부터 26년 이후의 일이다. 스노우 박사는 이 설사증의 원인이 무엇인지도 모르는 상태에서 전염 경로의 일부를 차단함으로써 이 질병의 발생을 원천적으로 차단한 것이다. 이처럼 질병의 발생 기전이 완전히 밝혀지지 않았더라도 주요 위험 요인을 차단하면 예방이 가능해진다.

현재 국가암관리전략에서도 동일한 개념이 적용되고 있다. 암의 원인을 아직 완전히 이해하지는 못하지만, 암이 발생하는 데에는 발단 요인과 증식 요인을 포함해 여러 가지 위험 요인이 다단계로 관여하는 것으로 이해되고 있다. 예를 들어 폐암의 경우, 흡연, 석면, 크롬, 우라늄과 같은 발암 물질 노출뿐만 아니라 개인의 항산화 능력, 유전적 소인 등이 중요한 역할을 한다. 이때 금연을 하면 흡연이 폐암을 유발하는 정확한 기전을 완전히 이해하지 못하더라도 폐암을 상당히 예방할 수 있는 것이다.

암을 예방하는 3단계 접근법

한일 월드컵이 한창이던 2002년, 세계 암 연구의 메카인 미국립암연구소에서는 전 세계 각국의 암 관리 전문가를 한 자리에 모았다. 그리고 2개월 반에 걸쳐 암 예방(NCI Summer Course on Cancer Prevention)에 관해 집중적으로 훈련하는 과정이 진행되었다. 암의 발생, 통계, 위험 요인, 예방, 국가 단위의 관리, 국제 공조 등 다양한 주제를 다루었으며 그 과정에서 암 예방의 3단계 프로세스가 명시되었다.

1차 예방: 원천 차단
2차 예방: 선별 검사
3차 예방: 암 발병 후에도 생명을 연장시키는 일

1단계: 암의 원천적 예방

지진이나 쓰나미로 수많은 인명을 잃고 난 후, 사람들은 대개 비슷한 생각을 하게 된다. '지진이나 해일의 발생을 미리 알 수만 있다면 인명 피해를 줄일 수 있고, 혹은 아예 발생 자체를 막을 수도 있지 않을까?' 암의 경우에도 마찬가지다. 암의 1차 예방법은 암의 발생을 원천적으로 막아 차단하는 과정을 말한다. 예방 접종으로 천연두(종두)를 막듯이, 암이 왜 생기는지에 대한 원인을 규명하여 발생 자체를 막는 것이다.

이는 개인의 생활 습관 개선과 공중 보건 정책을 통해 실현할 수 있다. 폐암을 예방하기 위해 금연을 권장하고, 간암을 막기 위해 간염 예방 주사를 국가적 사업으로 진행하는 것도 이러한 맥락의 예방 차원이다. 유방암이나 대장암은 고지방식을 피하고 육체적 활동량을 유지하며, 위암은 짠 음식을 피하고 채소를 많이 섭취함으로써, 그리고 자궁경부암은 건전한 성생활의 유도와 예방 접종을 통해 막을 수 있다.

그 외에도 규칙적 신체 활동과 건강한 체중 유지, 알코올 섭취 제한, 금연, 자외선 노출 방지 등 과학적으로 밝혀진 암 위험 요인을 피하기 위해 노력하는 것이 암 예방을 위한 1차적인 접근 전략이다.

2단계: 선별 검사를 위한 조기 검진

암의 발생을 원천적으로 예방할 수 있다면 가장 좋겠지만, 아직 그 원인이나 위험 요인이 명확히 파악되지 않은 경우에는 미리 예방하기 어렵다. 그래서 암을 조기에 발견하는 '2차 예방'의 접근이 필요하다. 이는 암의 발생을 막지는 못하지만 암으로 인해 생명을 잃는 것을 막기 위한 것이다. 암을 미리 발견하는 방법은 다름 아닌 조기 검진이다. 국가암 조기 검진 지침이나 건강 검진을 통한 선별 검사가 모두 암이 진행되기 이전에 발견하여 조기에 치료하도록 유도하는 2차 예방법들이다.

국가암 조기 검진 사업에 대한 참여율은 2024년에는 55.7%에 달하지만, 사업 초기에는 20% 미만에 머물렀다. 조기 검진에 참여하지 않는 가장 큰 이유는 '나는 건강하기 때문에', '아무런 이상 증상이 없기 때문에' 이었다. 스스로 건강하다고 느낀다면 정말 조기 검진이 필요 없을까?

절대 그렇지 않다. 물론 폐암이나 대장암, 위암, 유방암과 같은 일부 암에서는 이상 출혈이나 종괴 등 암을 의심할 수 있는 조기 증상이 나타나기도 한다. 그러나 대부분의 암은 소리 없이 제멋대로 자라나기 때문에 환자 본인이 느낄 수 있는 증상은 없는 경우가 많다. 평소에는 건강하던 사람이 어느 날 갑자기 암에 걸렸다는 말을 자주 듣는 이유도 바로 이 때문이다.

위·대장 내시경, 초음파 검사, 조영 촬영술, 세포 검사, 의사에 의한 진찰, 혈청 검사법 등 현재 암 조기 검진에 사용되고 있는 검사 방법은 과학적으로 효과가 증명된 것이고, 지금도 많은 방법이 개발되고 있다. 우리나라에서는 국가암 조기 검진 사업을 통해 위암, 간암, 대장암, 유방암, 자궁경부암, 폐암의 조기 검진을 지원하고 있으므로 반드시 조기 검진을 받아 봐야 한다.

건강 검진이 필요하다는 건 알지만 혹시나 암이 발견될까 봐 무서워서 검진을 회피하는 경우도 있다. 하지만 그러다 보면 오히려 병을 키우는 셈이고, 조기 검진을 통해 암을 초기에 발견해야 암 치료에 도움이 된다. 통계에 의하면 우리나라 국민들이 걸리는 암의 95%가 조기에 발견했을 경우 치료를 통해 완치가 가능하다. 따라서 몸에서 이상 증세가 느껴지고 나서야 병원에 가는 것이 아니라, 미리 검진을 통해 건강을 점검하고 암을 빠르게 찾아내는 것이 더욱 중요하다.

임상적으로 2기나 3기 이상 진행된 상태에서 암을 늦게 발견하게 되면 그만큼 치료도 힘들고 비용도 많이 발생한다. 투병 기간도 길어지며 예후도 좋지 않다. 암을 일찍 발견하는 방법은 검진 장비와 시설이 준비된 암 검진 병원에 가서 정기검진에 응하는 방법이 최선이다. '암에 걸리면 어떡하나' 무서워

대상암	검진 대상	검진 주기	검진 방법
위암	40세 이상 남녀	2년	위 내시경 검사
간암	40세 이상 남녀 중 간암 발생 고위험군 (간경변증이나 B형 간염 바이러스 항원 또는 C형 간염 바이러스 항체 양성으로 확인된 자)	6개월	간 초음파 검사 + 혈청알파태아단백검사
대장암	50세 이상 남녀	1년	분변 잠혈 검사 (이상 소견 시 대장 내시경 검사) (변경 예정)
유방암	40세 이상의 여성	2년	유방 촬영 검사
자궁경부암	20세 이상의 여성	2년	자궁경부세포 검사
폐암	54세 이상 74세 이하의 남녀 중 폐암 발생 고위험군 (30년 이상의 흡연력을 가진 흡연자)	2년	저선량 흉부 CT 검사

조기 검진 권장안 (2025년 기준)

할 것이 아니라 '암을 늦게 발견하게 되어 본인이나 가족들이 고생하면 어떡하나'가 더 고민해야 하는 문제다.

3단계: 암 발병 후에도 생명을 연장시키는 일

1차나 2차 예방으로도 암 예방을 실패한 경우, 불가피하게 암이 진행될 수밖에 없다. '3차 예방'은 이러한 경우더라도 암으로 인한 생명의 손실을 최대한 연장시키고 삶의 질을 인간답게 유지하도록 준비하고 조치하는 과정을 말한다.

한국중앙암등록본부에서 2022년 공식 통계로 발표한 자료에 의하면 우리나라 국민 중 남성은 14만 7,468명, 여성은 13만 4,579명이 새로 암을 진단받아, 해마다 28만 명 정도의 암 환자가 생긴다고 한다. 암에 걸렸을 때 누구나 다 죽는다면 매년 10만 명 정도의 국민이 암으로 사망해야 하지만 실제로는 그렇지 않다. 2023년 한 해 우리나라 국민 중 암으로 인해 생명을 잃은 사람은 모두 8만 5,271명이다. 암에 걸리더라도 70% 정도의 암 환자는 암으로 생명을 잃는 일은 없다는 계산이 된다.

암 진단을 받은 후 치료를 진행한 환자가 5년 동안 생존할 확률(5년 생존율)을 보통 완치율이라고 하는데, 실제로 우리나라 모든 암 환자의 완치율은 72.9% 정도다. 즉 우리나라 국민 중 국내 병원에서 치료를 받은 암 환자 중 3/4은 완치가 되었다는 뜻이다.

한국인에서 빈발하는 위암이나 간암 그리고 자궁경부암의 5년 생존율은 최소한 미국이나 일본의 수준보다 높게 나타나고 있고, 반면에 서양인에서 많이 발생하는 대장암이나 유방암의 5년 생존율도 선진국의 수준과 거의 비슷하다. 남자에서 특히 생존율이 높은 암은 갑상샘암(100%), 전립선암(96%), 신장암

(87%), 방광암(80%), 위암(79%), 대장암(76%)이다. 여성에서는 갑상샘암(100%), 유방암(94%), 자궁체부암(89%), 위암(77%), 대장암(73%)이다.

암 발병 후에도 5년 생존율을 넘어 6년, 7년 이상 생명을 연장시키는 일도 얼마든지 가능하다. 다만 1차 예방이 개개인의 노력에 달려 있고, 2차 예방은 국가나 사회에서 조기 검진을 위한 의료 보장 장치를 마련해야 한다면, 3차 예방 역시 개인뿐 아니라 국가가 함께 준비해야 하는 부분이다.

2장

우리 몸
어디에나 발병할 수 있는
암

짜거나 탄 음식이 불러오는 위암

어느 대기업 임원을 역임한 환자의 이야기다. 중책을 맡은 여타 기업인들과 마찬가지로, 술과 담배가 빠지지 않는 회식 자리를 반복하며 수십 년을 보냈다. 하지만 몸 상태는 이상하리만큼 건강하다고 생각했는데, 어느 날 사내 검진을 통해 갑작스레 위암 진단을 받았다. 조기 위암으로 확인되어 바로 입원을 하고 위장의 3/4가량을 절제하는 수술을 진행했다. 그렇게 수술 후 10년이 훨씬 지난 지금까지 외래 진료로 추적 관찰을 하고 있는데 아무 이상 없이, 오히려 예전보다 더 건강한 모습으로 생활한다. 음식이나 일상생활, 심지어는 음주까지도 큰 문제가 없는 상태다. 조기 위암은 95% 이상 완치된다는 사실을 다시 깨닫게 하는 사례다.

한국인의 사망 원인 1위는 두말할 것 없이 '암'이다. 암은 우리 몸 곳곳에 발생할 수 있는데, 그중에서도 2022년을 기준으로 5번째로 많이 진단되는 암이 바로 위암이다. 1년에 우리나라에서만 1만 9,500여 명의 위암 남성 환자가 발생하고, 여성 환자는 9,900여 명이 위암을 진단 받는다. 평균 약 2만 9,400명의 위암 환자가 매년 발생하는 반면, 위암으로 죽는 사망자 수는 7,200명 정도 된다.

전 세계 국가 중에서 위암이 두드러지게 문제가 되는 나라는 한국과 일본, 그리고 중국이다. 일부 라틴 아메리카나 동유럽 국가도 위암 발생이 높지만, 이 분야에서 세계 1위의 위치를 확고히 유지하고 있는 지역은 단연 동아시아이다. 최근 통계에 의하면 한국의 위암 발생률은 인구 10만 명당 남자 76.6명, 여자 38.6명으로 세계적으로 높은 발생 순위를 차지하고 있다.

그러나 다행인 것은 최근 들어 위암의 사망률이 급격히 감소하기 시작하였다는 것이다. 위암 환자의 5년 생존율은 78%로 이는 모든 위암 환자 4명 중 3명 정도는 완치됨을 의미하며, 조기 위암의 경우에는 5년 생존율이 95%를 훨씬 상회한다. 따라서 위암도 이제는 극복할 수 있는 암이다. 조기 진단으로 일찍 발견하여 치료하면 위암으로 사망하는 일은 막을 수 있다는 이야기다. 뿐만 아니라 위암의 원인과 위험 요인을 알고 있다면 위암의 예방도 가능하다.

위암에 영향을 주는 음식과 식습관

어째서 한국, 일본, 중국과 같은 동양의 3국에서 유독 위암의 발생률이 높았던 걸까? 학자들은 처음에 동양인의 위장 크기가 서양인에 비해 크기 때문이 아닐까 예상하기도 했다. 그러나 결과적으로 동양인의 위암 발병률이 서양인에 비해 높은 이유는 음식의 종류와 섭취하는 방법에 차이가 있기 때문이다. 섭취하는 양, 재료의 성분, 조리 과정뿐만 아니라 식사 자리의 관습 등이 위암에 영향을 끼친다.

동양인은 채소를 기반으로 한 맵거나 짠 음식을 주식으로 한다. 서양인의 식단에 비해 찌개나 국, 탕류 등의 음식 문화가 발달했다는 특징이 있다. 또한 날것을 즐겨 먹고, 조리 과정에서 발효된 식품을 선호한다. 특히 한국인의 하루 염분 섭취량은 세계보건기구(WHO)의 염분 섭취 권장량인 6g을 훨씬 상회하는 16~18g에 이른다. 여기에는 전통적으로 섭취한 염장 식품, 예를 들어 굴비나 젓갈 같은 음식도 영향을 준다.

또 식사 자리에서 개인별로 먹기보다 공유하며 먹는 방식이 보편적이다. 이렇게 음식을 공유할 경우 위염의 감염 위험이 높아진다. 거기에 짠 음식과 탄 음식 등이 위 점막에 손상을 준다. 그러면 위암의 원인 중 하나로 꼽히는 헬리코박터 파이로리균이 위에서 더 활발하게 활동하게 되고, 이는 결국 위암 발생률을 높이는 결과로 이어진다.

한편 20여 년 전부터 위암 발병률이 줄어들게 된 이유 중 하나가 냉장고의 보급 때문이라는 주장도 있다. 1960년대 말부터 가정에 보급되기 시작한 냉장고는 이제는 모든 가구의 필수품이 되었다. 냉장고가 가정에 보급되면서, 겨울철에도 음식을 부패시키지 않고 보관할 수 있게 되어 음식을 짜게 보관할 필요가 줄어들었다.

뿐만 아니라 냉장고 덕에 항산화 물질을 다량 함유하고 있는 싱싱한 과일이나 채소를 사시사철 먹을 수 있게 됐다. 국립암센터 원장 시절 위암 감소에 가장 공이 큰 기업체를 선정하여 시상하자는 안을 검토한 적이 있다. 냉장고 제작 기업이 유력하게 검토되었는데, 안정적인 전기의 공급도 인정해야 한다는 한국전력의 반박에 시상은 취소된 에피소드도 있었다.

강한 산성에서도 살아남는 헬리코박터 균

위암을 발생시키는 원인으로는 주로 짠 음식, 식이섬유 섭취 부족, 흡연, 악성 빈혈, 위축성 위염 등이 제기되어 왔다. 현재 학계에서는 짠 음식과 높은 헬리코박터 파이로리균 감염률, 한국인이 가진 위암의 유전적 소인까지 한국인의 주된 위암 발생 원인 3가지로 본다.

인체는 에너지 생성에 필요한 영양분을 섭취한 후 최초 저장고인 위장에 보관하는데, 위장 내에는 매우 강한 산성의 액체인 위액이 있다. 이 위액 속에서 살아남는 미생물은 거의 없다. 다만, 헬리코박터 파이로리균은 예외다.

헬리코박터 파이로리균은 적어도 10만 년 이상 사람의 위 속에 존재해 왔다. 사람과 함께 생존할 수 있도록 진화한 세균으로, 특히 한국인 성인의 60~80%는 이 균에 이미 감염되어 있다. 이 세균은 경구적 전파 또는 오염된 물을 통하여 비교적 어린 시절에 감염되는 것으로 알려져 있다. 일반적으로 감염 상태여도 증상이 없거나 경미하기 때문에 별다른 조치 없이 그냥 지나간다.

위장 내에서 헬리코박터 파이로리균이 검출된 모든 사람이 위암에 걸리는 것은 아니고, 특정 항원을 가진 특수한 종류의 균만 위암을 일으킬 가능성이 높기 때문에 일반인들은 균에 감염되었다고 해도 크게 걱정하지 않아도 된다. 문제는 한국인들이 짠 음식, 탄 음식, 과도한 음주를 즐기는 것에 있다. 이 같은 생활 양식은 위 점막을 부식시켜 균의 활동 기회를 확대한다.

헬리코박터 파이로리균에 감염된 상태에서 오랜 시간이 흐르면 위장관 점막에 만성 염증과 위궤양이 생길 수 있다. 이 과정이 반복되고 지속되며 만성으로 굳어지면 암 발생 가능성이 커지게 되고, 결국 위암으로 발전할 수 있는 것이다.

항생제를 사용하여 위장 내에서 이 균을 죽일 수는 있지만 아직 효과가 확실하지 않다. 그래서 의사들은 그보다 짠 음식, 탄 음식을 줄이고 식이섬유를 많이 섭취하는 등 식습관을 개선하는 방법으로 위암을 예방하도록 권장한다.

실제로 베트남 같은 동남아시아 국가나 특정 지역에서는 이 균의 감염은 높은데 위암 발생은 매우 낮다. 이런 현상을 '아시아의 패러독스'라고 표현하는데, 이는 균을 보균하고 있으나 동시에 다양한 과일과 채소를 즐기는 식습관 때문이다.

결론적으로, 위암은 위험 요소들에 노출되어 발생하는 위 점막 손상이 지속·반복되면서 발생하는 것이다. 암은 하루아침에 생겨나지 않는다. 지금도 우리의 몸속에서는 암이 생길 준비가 진행되고 있다고 보는 것이 옳다. 다만, 스스로 건강을 유지하고 암 예방에 도움이 되는 생활 습관을 쌓아 가면 암도 스스로 고개를 숙이게 될 것이다.

고기만 먹지 말고
채소도 먹으라고 하는 이유, 대장암

군 병원에 내원하는 환자는 거의 대부분은 젊은 나이의 사병이나 장교들뿐이다. 한번은 30대 초반의 중사 1명이 대장암이란 진단을 받아 대학병원으로 후송되었는데, 성격도 좋고 체력 테스트에서 항상 상위권을 차지하던 초급 간부였다. 대장암의 가족력도 없고, 근무 부서도 방사선 등 위해 요인도 없는 행정 근무 요원인데, 삼겹살이나 갈비 혹은 피자나 햄버거 등을 지나치게 좋아하는 육식 식습관과 음주가 문제였다.

한국인 대장암 발병률은 한때 전 세계 1위를 차지한 적도 있다. 음식이 서구화되고, 젊은이들의 체격 조건도 좋아지면서 발생 자체가 늘어난 탓도 있지만, 전 국민 건강 보험 덕에 대장암 진단에 필요한 대장 내시경을 누구나 쉽게 받게 되며 진단 기회가 많아졌기 때문이기도 하다.

원래 한국인을 포함해 아시아, 아프리카 민족에서는 대장암 발병률이 서양인에 비해 현저히 낮았다. 서양과 비교했을 때 1/3~1/4 수준이었던 대장암 발병률은 근래 들어 급격히 치솟았다. 한국, 중국, 일본은 물론 태국, 베트남, 인도네시아, 파키스탄, 인도, 이란 등 아시아 각국에 대장암 비상이 걸렸다. 우리나라의 대장암 발병률은 20년 전에 비해 1.5배 정도 증가했고, 대장암으로 인한 사망도 함께 증가했다.

과거에는 낮았던 대장암 발병률이 급격히 증가한 이유는 무엇일까? 해부학적으로 인종 간의 대장 구조 차이가 있다거나, 병리학적으로 종류가 다른 대장암이 각 인종에게 발생하는 것도 아니다. 서양인에게 발병하던 대장암이 동양인에게서 자연 발병했다거나, 새로운 질병이 발생한 것 또한 아니다. 이번에도 결국 음식이 문제이다.

채식에서 육식으로, 식습관의 변화

오랫동안 쌀과 채소를 주로 한 동양인의 과거 식습관은 대장암 발병에 별다른 악영향을 끼치지 않았다. 반면 육류 섭취가 많은 서양인의 식습관은 대장암 발병률에 악영향을 미친다. 그리고 서양과의 교류가 늘어나며 한국인의 식생활 문화는 점차 서구화되었다. 실제로 쌀 소비량은 1980년 이후로 계속 감소하는 추세이며, 육류 소비량은 계속 증가하고 있다. 이런 측면에서 볼 때 대장암은 서양에서 수입된 질병이라고도 할 수 있다.

음식물 중 육류, 특히 지방 성분은 주로 십이지장을 통과하면서, 담즙산에 의해 소화-분해되어 체내에 흡수된다. 육류를 소화시키기 위해 십이지장과 소장에서 분비된 담즙은 이후 대장-간장 대사 과정이라는 복잡한 화학 반응을 거쳐 1차 및 2차 담즙산으로 변한다. 담즙산의 대장 내 유입이 촉진되면 장내 상피 세포의 증식이 증가되어 암 변성의 가능성이 높아지며, 장내 세균에 의해 생성되는 2차 담즙산의 장내 농도는 대장암 발병 속도에 영향을 준다. 육류의 섭취가 늘수록 이와 같은 과정이 자주 반복되어 누적되면서, 대장암 발병의 위험이 높아지게 된다.

다시 말해서, 2차 담즙산이 과량 존재하는 대장의 장내 배설물이 대장 점막과 얼마나 접촉하는지 정도에 의해서 대장암 발병 가능성은 달라진다. 즉, 발암 물질을 포함하고 있는 장내 배설물이 대장을 얼마나 빨리 통과하느냐가 발병 가능성에 영향을 준다는 이야기다.

예를 들어, 한국인들이 미국이나 유럽을 여행할 때 육식 위주 식단을 하며 경험하는 일이 있다. 변의 양이 적어지고 변을 시원하게 누지 못하는 것이다. 심하면 변비로 변하기도 하는데, 이는 서양식의 육류 위주 식사를 했을 때 흔히 벌어지는 일이다. 육류 위주의 식사는 높은 지방질로 인해 담즙산의 농도를 높이고, 육류성 장내 배설물은 특성상 장에 머무는 시간이 길다. 그럼 장내에 독성 물질이 머무는 시간 또한 길어진다. 결과적으로 대장암의 발생 위험을 높이는 것이다.

같은 대장암도 부위에 따라 다르다

대장은 길이가 1.5미터나 되는 매우 긴 소화 기관으로, 음식물이 위와 소장을 거치는 동안 필수 영양소는 대부분 흡수되고 남은 장내 배설물이 대장을 통과하게 된다. 대장은 중력에 반해 올라가는 상행 부분, 지면과 수평인 평행 부분, 중력 방향의 하행 부분으로 이루어져 있다. 위장과 소장에서 소화되지 못한 섬유소 등의 장내 물질은 상행 대장에서 소화와 변성 과정을 반복한다. 그래서 장내 물질은 상행 대장에 더 오래 머무르는 반면, 이후에 연결되는 평행 부분이나 하행 부분에서는 음식 잔류물이 통과하는 데 걸리는 시간이 비교적 빠른 편이다.

이러한 차이가 대장암 발생에 관여한다는 주장도 있다. 하행(좌측) 대장은 육체적 활동량이나 근무 형태, 여가 시간 활용과 같은 외부 환경적 요인에 의한 영향을 많이 받는다. 상행(우측) 대장의 경우에는 육류 섭취와 같은 식이 요인이나 음주 행위 등 숙주 내 요인, 대사 산물의 생성이나 호르몬 등 생체 내 인성 요인들에 의해 영향을 더 많이 받는다. 병리학적 조직 구조나 면역학적 기전도 서로 다르다. 같은 대장암일지라도 서로 다른 두 개 이상의 암이 공존할 수 있다는 뜻이다.

일반적으로 대장 내시경의 발달로 좌측 대장암의 진단 기회가 더 많아 발생이 높은 것으로 나타나지만, 남성의 경우에는 좌측 대장암이 더 많고, 여성의 경우에는 여성의 호르몬에 의한 대사의 영향으로 우측 대장암의 빈도가 다소 높게 나타나는 경향이 있다.

같은 여성인데
유방암 발생률은 다른 이유

이탈리아의 의사인 베르나르도 라마치니는 직업에 따라 질병 패턴이 다르다는 사실을 주장한 산업의학자로, 특히 수녀들에 관한 관찰 보고로 유명하다. 그는 일반인과 격리되어 집단 생활을 하는 수녀들을 관찰한 결과, 같은 또래의 일반 여성들에 비해 자궁경부암은 거의 없는 반면 유방암의 발생은 높다고 주장하였다. 지금의 의학적 이해로는 충분히 설명이 되는 부분이지만 당시에는 해석이 분분하였는데, 아마도 독신 생활을 하는 사람들의 신체적 특성이나 특수한 환경적 상황과 관련이 되어 있을 것으로 추정하였다. 이는 자궁경부암은 이른 성행위 및 성병 감염과 관련이 되어 있고, 유방암은 결혼 후 가지게 되는 임신-분만-수유 같은 일련의 행위와 밀접히 관련되어 있다는 가설을

도출하는 데 커다란 기여를 한 유명한 관찰이었다.

아시아에서 발생률이 낮았던 유방암이 현재는 급증하는 추세이다. 태국이나 인도네시아 등의 동남아시아 국가는 물론 인도나 이란, 튀르키예와 같은 중동 지역에서도 주요 암으로 대두되기 시작했다. 특히 우리나라의 경우 1995년에 비해 2001년 여성 유방암 발생이 1.66배 증가했다. 문제는 유방암과 대장암 발생률이 함께 증가한다는 것이다. 우리나라에서 유방암이 증가하는 동안 대장암은 남성 1.55배, 여성 1.47배 증가했을 정도이다. 이는 유방암과 대장암이 발암 요인을 일부 공유하기 때문이다.

유방암과 대장암이 공유하는 위험

현재까지 밝혀진 바에 의하면, 여성의 대장암은 유방암과 일부 위험 인자를 공유한다. 바로 지방 섭취이다. 비만과 고지방식, 음주, 적은 육체 활동량 등은 두 암이 공유하는 위험 인자이다. 이는 우리나라는 물론 함께 유방암 발생률이 증가한 일본과 중국에서의 연구와도 일치한다. 그중 가장 중요한 것은 어떤 지방이, 얼마나 몸에 쌓이느냐이다.

HDL-C(고밀도 지단백 콜레스테롤)은 건강에 좋은 지방으로 알려져 있지만, 중성 지방은 건강에 악영향을 준다. 유방암 또한 HDL-C 수치가 높은 사람과 중성 지방 수치가 낮은 사람에게 발병률이 낮다는 연구 결과가 그를 증명한다. 이 연구 보고에 의하면 HDL-C 농도가 높으면 유방암 위험도가 절반 이하로 감소한다.

특히 이러한 현상은 완경 이전의 여성에서 더욱 분명한데, 구체적으로는 혈중 HDL-C 농도가 50mg/dL 미만으로 낮은 집단에 비해 60mg/dL 이상으로 높은 경우 유방암 위험은 0.49배로 감소하고 있다. 중성 지방은 150mg/dL 미만으로 낮은 군에 비해 150mg/dL 이상 높은 여성에서 1.35배 유방암 위험도가 증가한다. HDL-C가 낮으면서 동시에 중성 지방이 높은 여성은 유방암 발생 위험이 1.45배 증가하는 것으로 나타나 주목을 끌었다. 이는 과거 낮았던 우리나라 유방암이 지금은 전 세계에서 유래를 찾아보기 어려울 만큼 빠르게 증가하는 이유를 설명하는 단서이다.

식생활이 서구화된 한국, 일본, 중국뿐만 아니라 이슬람 국가인 이란, 파키스탄 등에서도 유방암 발병률이 높아진 것으로 확인된다. 음주 및 돼지고기를 금기하는 이슬람 국가에서 유방암 발병률이 높다는 것이 언뜻 의아할 수 있다. 그러나 이슬람 국가 여성들의 유방암 발생 통계를 살펴보면, 이슬람교도 여성에 비해 비-이슬람교도 여성들의 유방암 발병률이 높다는 것을 알 수 있다. 말레이시아에서도 이슬람교도인 여성, 원주민 여성의 유방암 발병률이 낮고, 호주에서 이민 온 여성의 유방암 발병률은 서양 여성의 유방암 발병률과 거의 같다.

실제로 한국에 살던 여성이 미국으로 이민을 가면 그 나라 여성의 유방암과 비슷한 수준의 발병률을 보이게 된다는 연구 결과가 보고되었다. 유전적 속성으로는 같은 한국인인데 왜 미국이라는 환경에 놓이게 되면 발생 수준이 높아지는 걸까? 학자들은 그 이유의 하나로 나라마다 다른 식이 요인을 꼽고 있다. 생활 관습, 특히 식생활 문화가 유방암에 유의미한 영향을 주고 있다는 것이다.

여성 호르몬과 유방암의 관계

암은 일반적으로 연령에 따라 발병률이 증가하는 추세를 보인다. 그런데 유방암만은 연령별 발생 곡선이 다른 암들과 다르다. 청소년기를 지나 30대 이전까지는 거의 발생하지 않다가 40대 이후 급격히 증가하고, 50세 전후에 정점을 찍은 뒤에는 오히려 발생이 감소한다. 다른 모든 암은 이후에도 발생 위험이 계속 증가하는데 비해, 유방암만은 단봉성 낙타 봉우리처

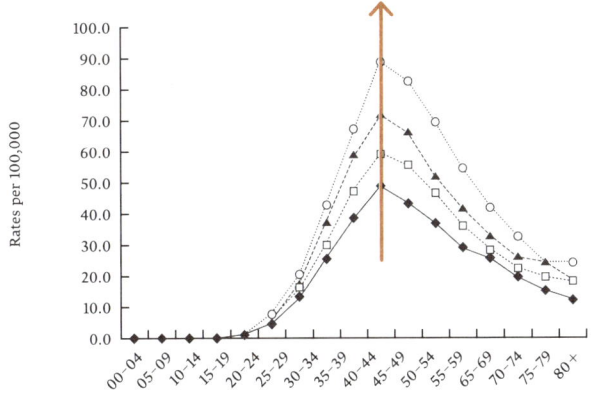

유방암 발생 연령 곡선

럼 아주 독특한 모양의 연령별 곡선을 보인다.

학자들은 이 곡선이 정점을 이루는 연령대가 바로 완경 시기라는 점을 확인했다. 그리고 유방암 발생에 결정적인 영향을 미치는 요인은 바로 완경에 영향을 주는 여성 호르몬, 에스트로젠과 프로제스테론이라는 사실이 밝혀졌다.

유방 조직의 상피 세포는 에스트로젠과 프로제스테론이라는 두 호르몬의 자극을 받으면서 증식이 촉진된다. 이때 유방 상피 세포의 수가 증가할수록 변이 세포의 수를 함께 증대시키기 때문에 암 발생 가능성 또한 그만큼 높아지게 된다. 일생 중에서 이 호르몬 자극에 노출되는 기간이 길어질수록 유방암의 발병 확률이 함께 커지는 셈이다.

그렇기에 여성 호르몬이 관여하는 월경 및 완경 시기가 매우 중요하다. 유방암은 초경을 하는 시기가 빠를수록, 완경 시기가 늦어질수록 여성 호르몬에 노출되는 기간이 길어 발병률이 높아진다. 다만 임신을 하고 모유 수유를 하게 될 경우 유방암 위험은 낮아지게 된다. 임신과 수유를 통해 일정 기간 동안 호르몬 주기에서 벗어나게 되며, 유방 조직이 일종의 '휴식기'를 갖기 때문이다.

이 때문에 최근 들어 오늘날 여성의 삶의 주기와 생활 양식이 변화하고 있다는 점도 유방암의 발생에 영향을 주는 요인 중 하나로 꼽힌다. 여성의 임신-출산과 직결된 초혼 연령은 1990년 24.9세이던 것이 2003년에는 27.3세, 2007년에는 28.1세, 2022년은 31.3세까지 증가했다. 출산율 또한 2023년 OECD국 최저 수준인 0.72명을 기록했다. 한편 초경 연령 또한 1988년 출생아는 만 13.0세였던 것이 2003년 출생아는 만 12.6세로 어려졌다.

여성의 사회 활동이 확장되며 혼인, 출산은 물론 모유 수유 경험 또한 상대적으로 줄어들면서 유방암 발병률이 크게 증가 중이라는 것이 학계의 지배적 의견이다.

담배 연기가 폐에 남기는 치명적인 흔적

평소에 건강하셨고, 교회의 권사를 지낼 만큼 독실한 신앙심으로 자기 관리를 철저히 해 온 63세 부인의 이야기다. 몸매도 마른 편이고 특별한 질병을 앓고 있지도 않아서 주변에서도 특별히 건강에 대해 우려한 적이 없었다. 그런데 그분이 63세의 나이로 어느 날 세상을 떠났다. 약 1년 전에 폐암 진단을 받아 서울대학교병원에서 치료를 받았으나 결국은 1년이 못 되어 돌아가신 것이다. 평소 담배를 입에 댄 적도 없는 분이 폐암에 걸렸다니 너무나 갑작스럽고 예기치 못한 일이었다. 정확한 원인을 알 수는 없지만, 자기도 모르게 남이 피우던 담배에 장기간 노출되었거나, 기타 다른 원인이었던 것으로 짐작했다.

폐는 우리의 생명 유지를 위해 가장 기본적인 호흡을 돕는 기관이다. 산소를 들이마시면 공기가 폐로 들어갔다가 이산화탄소로 다시 배출된다. 그런데 우리가 들이마시는 공기에는 산소뿐만 아니라 각종 유해 입자들이 섞여 있다. 유해 입자를 반복적으로 들이마시다 보면 폐의 세포들이 손상을 입게 되고, 결국은 암세포로 변이될 수 있다. 그렇다면 어떤 유해 입자를 주의해야 할까?

당연히 폐의 대표적인 유해 물질은 다름 아닌 담배다. 흡연이 폐암의 가장 큰 원인이라는 사실은 모르는 사람이 없을 것이다. 하지만 폐암에 걸리는 사람이 모두 애연가일까? 그렇지는 않다. 특정 중금속에 노출되거나, 방사선 작업에 종사하거나, 발암성 유해 물질에 장기간 폭로되거나, 석면이나 분진에 노출되는 것도 폐암의 원인이 될 수 있다. 흡연을 비롯하여 폐암의 다른 원인들을 함께 살펴보자.

담배? 그거 독입니다!

우리나라 개그계의 원로이던 故이주일 씨가 2001년 폐암을 진단받고, 이듬해 국립암센터에서 타계하며 "담배 맛있습니까? 그거 독약입니다"라는 묵직한 한마디를 남겼다. 폐암 투병

생활 중 과거 흡연을 후회하며 남긴 금연 호소의 메시지였다.

우리나라에서 한 해 동안 암으로 사망하는 사람은 2023년에 8만 5,000명 정도인데, 이중 흡연으로 인한 암에 걸린 사람은 2만 8,000명 정도다. 다시 생각하기조차 싫은 삼풍백화점 사고가 10일에 1번씩 나는 것과 같고, 대구 지하철 참사와 같은 대형 사고가 4일에 1번 발생하는 것과 같은 수치다.

흡연으로 인한 암이 이처럼 심각한 이유는 담배 연기 속에 함유된 발암 물질에 접촉하는 인체의 모든 장기에 암이 발생할 수 있기 때문이다. WHO의 보고에 의하면 인체에서 발생하는 모든 암의 1/3은 흡연이 원인이다.

흡연은 폐암, 후두암, 구강암, 식도암의 주요 원인이고 췌장암, 방광암, 신장암, 위암, 자궁경부암의 발생에도 기여하는 것으로 알려져 있다. 담배 연기가 직접 닿지는 않는 부위라고 해도 담배 속의 함유 독성 물질이 체내로 흡수되어 대사 과정을 거친 후 특정 장기에 도달하여 암을 일으키기 때문에, 담배 때문에 암이 안 생기는 부위는 거의 없다고 해도 과언이 아니다.

담배에는 약 4,000종 이상의 화학 물질이 함유되어 있고, 그중 국제적으로 인정된 발암 물질은 69종이나 된다. 대표적인 유해 화학 물질로는 좀약으로 쓰이는 나프탈렌, 살충제인 DDT, 방사능 물질인 폴로늄 210, 산업 용재인 우레탄, 라이터 가스의 원료인 부탄, 아스팔트 재료인 타르, 페인트 제거제인 아세톤, 쵀루탄으로도 사용되는 포름알데히드, 호흡기를 자극하는 암모니아, 연탄가스 중독의 원인인 일산화탄소, 사형 가스로 유명한 맹독성의 청산 가스, 로켓의 연료인 메타놀 등이 함유되어 있는 것으로 보고되고 있다.

뿐만 아니라 방부제인 나프티라민, 휘발유 성분인 벤젠, PVC 원료인 비닐크롤라이드, 니켈, 크로뮴, 카드뮴과 비소 같은 중금속도 있고, 벤조피렌, 디메칠 니트로사민, 페놀, 니코틴 등 발암 물질로 분류된 유해 화학 물질이 미량씩 함유되어 있으니 놀라울 일이다. 즉 흡연은 그 자체가 발암 물질을 마시는 행위나 마찬가지라고 보면 된다.

1951년에 영국의 남자 의사 3만 4,000명과 여자 의사 6,000명이 자발적으로 자신의 흡연량을 의사 협회에 보고하면서 시작된 코호트 연구는 2001년까지 50년 동안이나 계속되었는데, 담배를 피우는 사람은 안 피우는 사람에 비해 폐암에 걸려 죽을 확률이 10배 높다는 놀라운 결과가 나왔다. 특히 하루 20개비 이상 흡연하는 남성에서는 폐암 사망률이 비흡연자에 비해 15~20배 높았으며, 여성에서도 유사한 결과가 관찰되고 있다.

또한 흡연하는 사람은 1차 암에 걸린 후 다시 다른 암이 생길 확률도 비흡연자에 비해 2배 이상 높으며, 특히 남성에서 더 심하다. 흡연은 암뿐만 아니라 중풍 같은 뇌혈관 질환에 의한 사망 원인의 15%, 심장 질환에 의한 사망 원인의 20%를 차지하고 있다.

우리나라의 흡연율은 최근 들어 감소하기 시작하였으나, 아직도 남성 30% 이상, 여성 5% 정도로 OECD 국가 중에서는 일본과 더불어 가장 높은 편이다. 흡연으로 인한 사망을 경제적 손실로 환산해 보면 연간 약 3조 원에 달한다. 국가적으로도 금연에 관한 정책을 보다 적극적으로 다뤄야 할 때이다. 천연자원 부족 국가인 우리나라에서 건강한 인력을 유지한다는 것은 경제적 가치로만 생각해도 매우 중요한 일이다.

흡연자는 다들 나름의 이유와 변명을 가지고 있겠지만, '오늘은 내게 남은 날 중에 가장 젊은 날'이다. 지금 당장 금연을 시작하는 것이 암을 피하고 건강하게 늙어 갈 수 있는 가장 쉬운 해답이자 강력한 예방법이라는 사실을 기억해야 한다.

담배 연기를 들이마시는 것만큼 위험한 것들

담배 피우는 행위에 대한 중추신경계의 기억 능력은 특히 커서, 일반적으로 마약보다 더 중독성이 강하다고 한다. 담배를 완전히 끊기 어려운 이유는 담배 속에 함유되어 있는 알칼로이드 계열의 유독 화학 물질인 니코틴이 있기 때문이다. 대부분의 흡연자들은 이 니코틴에 중독이 되어 있으며 금연을 시도하면 니코틴이 부족하여 금단 증상을 보이게 된다. 집중력이 떨어지면서 머리가 멍해지고, 심리적으로는 쉽게 화를 내거나 우울하고 불안해하는 증상이 나타나기도 한다. 그러나 이 증상은 일시적이며 어느 정도 시간이 지나면 완전히 사라진다.

흡연은 본인뿐 아니라 주변 사람들에게도 암 발생의 위험을 높인다. 담배가 탈 때 발생하는 연기의 2/3는 흡연자의 폐로 도달하지 않고 공기 중에 방출된다. 1986년 미국보건총서 보고서에서는 흡연자가 내뱉는 주 연기와 담배가 탈 때 나오는 부 연기의 혼합을 마심으로써 발생하는 것을 환경성 흡연 혹은 간접흡연(ETS, environmental tobacco smoke)으로 규정지었다.

환경성 흡연의 발암 작용은 흡연자에서의 작용과 비슷하다고 밝혀졌고, 이것은 미국 내 연간 6,000명 이상의 비 흡연 폐암 사망의 원인으로 간주되기도 하였다. 폐암 뿐 아니라 백혈병, 림프계 암, 방광암, 유방암, 자궁경부암 등에서도 간접흡연으로 인해 그 위험도가 증가하는 것으로 보고되고 있다. 그 외에도 흡연과 관련된 여러 질병의 위험성을 증가시키는데, 특히 부모의 흡연으로 인해 간접흡연에 노출되는 어린이들은 호흡기계 감염이 6배나 높게 관찰되기도 한다.

한편, 우리가 흔히 떠올리는 일반적인 담배가 아닌 씹는 담배나 물담배도 암을 유발하는 것은 마찬가지다. 인도, 스리랑카, 태국, 미얀마 등 동남아 지역에서는 폐암보다 구강암의 발생률이 더 높은 것으로 알려져 있다. 그런데 이 지역의 주민들은 일반적인 담배(시가)를 즐겨 피우지 않는 대신, 씹어 먹는 형태의 담배를 애용한다. 대표적인 예가 베텔(betel)로, 담배 성분을 포함하고 있는 나무 열매다. 이는 연기가 나지 않기 때문에 폐암과 밀접하지는 않으나 구강암, 설암, 인후암과 같은 암의 발병과 깊은 관련이 있다.

미국 등 일부 국가에서는 이와 유사한 방식으로 담배 성분을 섭취하는 씹는 담배(chewing tobacco)와 코담배(snuff)가 상용화되어 있다. 씹는 담배는 계속해서 침을 뱉어야 하므로 '침 뱉는 담배(spitting tobacco)'라고도 불린다. 연구에 따르면 씹는 담배는 구강암 발병 위험을 6배 증가시키며, 코담배를 장기간 사용할 경우 구강암 위험이 최대 50배까지 높아질 수 있다. 담배는 어떤 형태로든 암을 유발할 수 있다는 이야기다.

항아리 모양의 병에 담긴 물을 이용해 담배 연기를 거른 뒤 긴 대롱으로 흡입하는 방식의 물담배(waterpipe, shisha)는 어떨까? 튀르키예, 이집트, 이란, 두바이, 사우디아라비아 등 중동 지역을 여행하다 보면, 거리나 시장 골목의 다방에서 몇몇 사람들이 차를 마시며 물담배를 피우는 장면을 쉽게 볼 수 있다. 물담배는 인도 또는 이집트에서 기원했다고 알려져 있는데, 중동 지역에서는 이미 하나의 사교 문화로 자리 잡고 있다.

2장 우리 몸 어디에나 발병할 수 있는 암

많은 사람이 물담배는 일반 담배보다는 덜 해로울 것 같다고 생각하지만 실은 그렇지 않다. 보고에 따르면 물담배를 1시간 동안 피우는 것은 일반 담배 100~200개비를 피우는 것과 같은 수준의 유해성을 가진다. 물은 연기를 희석시켜 부드럽게 만드는 역할을 하지만, 발암 물질을 완전히 제거하지는 못한다. 물담배 연기는 일반 담배보다 부드러워 보이지만, 그만큼 더 깊게 흡입하고 더 오랫동안 피우게 되는 경향이 있다. 이는 몸에 유해한 성분이 더욱 많이 축적되는 결과를 초래한다. 일반 담배 흡연자가 '순한 담배'로 바꾸었을 때, 니코틴 농도가 낮아진 만큼 더 깊이, 더 자주 흡입하는 것과 같은 원리다.

결과적으로 물담배 역시 폐암, 구강암, 심장 질환, 만성 폐질환의 위험을 전혀 줄이지 못하며 오히려 건강에 더 악영향을 줄 수도 있다. 또한 물담배는 여러 사람이 같은 기구를 사용하는 경우가 많아 결핵, 헤르페스 등 구강 감염병이 전파될 위험도 크다. 여행 중 가벼운 호기심으로 시도하는 것 역시 주의가 필요하다.

특히 물담배는 구강과 호흡기에 직접적인 영향을 미칠 뿐만 아니라, 연기에 포함된 발암 물질이 타액을 통해 위로 유입되면서 위암 발병 위험까지 증가시킨다. 일반적으로 흡연이 위암의 주요 원인 중 하나로 알려져 있지만, 물담배 역시 위암 발병 가능성이 크다는 점은 더욱 충격적인 사실이다. 여행지에서 가벼운 호기심으로 시도하기보다는, 그 위험성을 충분히 인지하고 신중히 판단하는 것이 바람직하다.

2장 우리 몸 어디에나 발병할 수 있는 암

조용히 깊어지는 침묵의 간암

몽골인에게 가장 많이 발생하는 암은 간암이다. 몇 년 전, 일본에서 개최된 국립암센터 소장들의 협의체 모임에 참석해 몽골 국립암센터 소장의 소개로 몽골인 한 분을 소개받았는데, 몽골 정부의 차관을 역임한 분이란다. 이분이 간암에 걸렸는데, "한국의 간암 치료 성적이 우수하다"는 사실을 알고 우리 국립암센터에 입원하여 치료를 받고자 했다. 간 이식 수술을 받고 퇴원한 이 분의 얼굴에는 화색이 돌고 있었고, 한국에 무한한 고마움을 느낀다고 전해 왔다.

우리나라와 중국, 일본은 간암 발병률과 사망률이 세계에서 가장 높은 국가 중 하나이다. 위암 역시 세 국가에서 높은 발병률을 보이고 있으나, 조기 발견과 치료법의 발전으로 사망률과 생존율이 개선되며 국민의 불안이 줄어들고 있다. 그러나 간암은 초기 발견이 어렵고, 일단 발병하면 치사율이 높아 더욱 공포의 대상이 되는 질환이다. 위암의 5년 생존율은 47%로 전체 위암 환자의 절반가량이 완치되지만, 간암은 5년 생존율이 13%에 불과해 간암 환자 100명 중 87명은 5년간 생존하지 못하는 실정이다.

    간은 알코올을 해독하는 장기이기 때문에, 과음으로 간에 지속적인 무리를 주면 간암의 위험성이 높아진다. 그뿐 아니라 간암의 주요 원인 중 하나는 B형 간염 바이러스로 밝혀진 바 있다. 특히 우리나라의 경우 간염 환자의 약 70%가 B형 바이러스 감염에 의한 것으로 인정되고 있다. 그 외에 C형 간염 바이러스, 음주, 약물, 독성 물질, 중금속, 그리고 기생충의 감염 등도 간암을 일으킬 수 있는 요인으로 지목된다.

B형 간염 바이러스와 기생충 감염

    우리나라에서 간염은 주로 B형 간염 바이러스에 감염된 어머니로부터 태아에게 전파되는 수직 감염, 유년기 시절의 접촉 감염, 불결한 주사기나 수혈을 통한 감염, 성 접촉을 통한 감염 등을 통해 이루어진다.

　간염 바이러스는 간염을 유발하여 간세포에 손상을 주고 급성 간염을 일으키지만, 대부분 완전 회복되거나 자연 치유된다. 그러나 일부 감염자는 간염 증상이 없어도 바이러스를 계속 가지고 있는 만성 간염이 된다. 특히, 간염 바이러스에 감염된 어머니로부터 바이러스를 전달받은 어린이는 만성 간염으로 진행될 가능성이 높으며, 지속적인 바이러스 전파로 간세포가 파괴되어 간경변증으로 진행되고, 결국 간암으로 이어질 수 있다.

　우리나라 성인 100명 중 4명은 B형 간염 바이러스에 감염되어 있으며, 100명 중 1명은 C형 간염 바이러스에 감염되어 있다. 임산부 100명 중 3명은 B형 간염 바이러스에 감염되어 있고, 9세 이하 소아의 B형 간염 중 38%는 모자간 수직 감염에 의한 것으로 추정된다. 약 20년 전만 해도 우리나라 성인의 60~80%는 혈액 검사를 통해 최소한 1번 이상 B형 간염 바이러스가 침입한 흔적을 찾을 수 있었다. 다행히 1980년대 중반 7%였던 B형 간염 바이러스 항원 양성률은 현재 0.2%까지 크게 낮아졌다.

　일부 지역에서는 간흡충 같은 기생충의 감염도 간암 발병의 주된 원인이 되고 있다. 기생충이 암을 일으킨다는 사실이 쉽게 이해되지 않을 수 있지만, 실제로 우리나라에서는 예전에 주로 낙동강 지역 주민들이 민물회를 먹은 뒤 간디스토마(간흡충)에 감염되어 암에 걸리는 경우가 있었다. 민물회 생식 습관이 있는 태국이나 동남아시아 일부 지역도 마찬가지다.

적은 수의 간흡충에 감염된 경우에는 증상이 없거나 가볍지만, 100마리 이상 감염되면 피로, 식욕 부진, 메스꺼움, 복부 불쾌감, 상복부 통증, 설사 등의 증상이 나타난다. 치료하지 않으면 담석, 담관염, 담낭염 등이 유발되며, 점차 담관 경화증으로 진행한 후 담관암까지도 생길 수 있다. 전문가들은 간흡충 감염과 치료, 재감염이 반복될 경우 간암에 걸릴 수도 있다고 경고한다.

발견했을 때는 이미 늦을 수 있다

간은 '침묵의 장기'로 불릴 만큼 이상이 생겨도 통증을 느끼지 못해 조기 발견이 어렵다. 또한, 간은 혈관이 잘 발달되어 있어 일단 암이 생기면 다른 장기로의 전이가 쉬워 치료가 어렵다는 문제도 있다. 한국인에게 발생하는 암 중 간암은 발생 순위 3위이며, 생존율은 13~18%로 췌장암과 폐암 다음으로 낮다. 따라서 간암의 조기 발견과 예방이 무엇보다 중요하다.

현재 국가암 조기 검진 사업에서는 40세 이상 남녀로 간경변증이나 B형 간염 바이러스 항원 또는 C형 간염 바이러스 항체를 보유하고 있는 경우에는 간 초음파 검사와 혈청 알파태아 단백검사(AFP)를 6개월마다 받도록 권장하고 있다. 그러나 일반적으로 조기 발견이 어렵기 때문에, 간암의 발생 자체를 사전에 차단하는 1차 예방이 중요하다.

다행히 B형 간염은 그 효과와 안정성이 입증된 예방 백신을 통해 미리 예방할 수 있다. 간염 예방 백신은 만성 간염의 예방효과가 95% 이상으로 알려져 있으며, 결과적으로 간암을 예방하는 데도 그 효과가 인정된다. 간암 예방 효과에 대해서는 대만과 우리나라에서 연구 결과가 발표되었는데, B형 간염 예방 접종으로 인해 전체 인구에서의 간암에 의한 사망률이 감소되는 효과가 일찍이 확인된 바 있다.

결론적으로, 간암의 주요 원인은 B형 간염 바이러스와 C형 간염 바이러스이다. 우리나라에서는 B형 간염 바이러스가 주요 원인이며, 일본과 대만은 C형 간염 바이러스가 주요 원인이 되고 있다. 이미 원인이 밝혀진 이상, 간암을 예방하기 위해서는 바이러스에 감염되는 것을 우선적으로 막아야 한다. 이를 위해서는 바이러스가 인체에 침투하는 경로를 파악하고, 보균자의 혈액, 타액, 정액 등 모든 체액 성분이 전염원이 될 수 있음을 인식해야 한다.

완전한 예방이 가능한
자궁경부암

저자가 본과 2학년 학생이었던 1975년 어머니는 자궁경부암에 걸리셨다. 당시에는 암에 걸리면 사망한다는 인식이 강하여 '암을 선고받았다'는 표현이 사용될 정도였다. 1970년대 당시 자궁암 환자의 완치율(5년 생존율)이 10~20% 수준이었으니 어쩔 수 없는 일이기도 했다. 안타깝게도 국내 최고의 시설과 우수한 의료진을 보유하고 있던 서울대학교 의과대학 부속 병원(현 서울대학교병원)에도 변변한 암 치료기나 항암제가 별로 없었다. 그나마 암 치료에 가장 좋다고 알려진 코발트 암 치료기가 원자력병원에만 있었다.

결국 어머니는 진단 후 3년을 넘기지 못하고 54세, 한창 나이에 타계하셨다. 2025년 현재 우리나라 국민의 자궁암 완치율

(5년 생존율)은 80%를 상회하고 있다. 자궁암 진단을 받은 환자 10명 중 8명 이상이 5년 이상 생존하여 완치된다는 통계 수치를 볼 때마다 내 마음속에는 어머니를 일찍 보내야만 했던 한스러움이 끝없이 밀려온다.

자궁경부암은 여성에게 발생하는 대표적인 암으로 꼽힌다. 자궁경부암의 주요 원인으로 알려진 인유두종바이러스는 매우 흔한 병원체이기 때문에 많은 여성이 적어도 1번쯤은 감염을 경험하게 된다. 그러나 대부분은 자연적으로 체내에서 소멸하는데, 면역력이 약한 여성이나 나이가 많은 여성의 경우에는 감염이 지속되어 자궁경부암으로 발전할 가능성이 있다.

다행히도 자궁경부암의 가장 주된 원인이 되는 고위험 바이러스에 대한 두 종류의 HPV 백신이 미국 FDA 승인을 받았으며, 임상 시험 결과에서도 우수한 예방 효과를 보이는 것으로 인정되고 있다. 예방 접종을 통해 암을 예방할 수 있다는 사실은 매우 고무적인 일이다.

자궁경부암의 원인에 대한 가설들

자궁경부암의 발병률은 30세 이후 증가하여 50~60대에 정점에 달한 후 완만하게 감소하는 경향을 보인다. 그중에서도 사회·경제적 지위가 낮고 교육 수준이나 소득이 낮은 계층에서 더 많이 발생하는 것으로 알려져 있다. 흥미로운 점은 가톨릭 수녀, 아만파, 모르몬교도, 유대교도 등 특정 종교 집단에서 자궁경부암 발생률이 낮다는 점이다. 특히 유대인 여성에서 자궁경부암 발생률이 낮은 이유로는, 종교적인 이유로 월경 주기의 초반기에 성관계를 금지하는 규율과 남편의 할례(포경 수술) 같은 전통이 영향을 미쳤을 가능성이 제기되었다.

비슷한 맥락에서 결혼 풍습과 자궁경부암 발생률의 관계도 연구되었다. 오랫동안 자궁경부암은 기혼 여성에서 미혼 여성보다 더 흔하며, 결혼 연령이 빠를수록 위험이 증가하는 것으로 알려져 있었다. 특히 첫 성 경험 연령이 중요한 변수로 작용하며, 어린 나이에 성관계를 시작할수록 자궁경부암 위험이 높아진다는 연구 결과가 있다. 또한, 성관계 상대자가 많을수록 위험이 2~3배 증가하는 것으로 나타나, 이른 나이에 다수의 성 경험이 있는 경우 자궁경부암 발생 가능성이 더욱 높아진다는 해석이 힘을 얻었다.

과거에는 이러한 현상을 '과사용설(過用說)'로 설명했다. 즉,

사춘기 소녀의 자궁경부 조직은 외부 자극에 더 민감하므로, 첫 성 경험이 빠를수록 암 발생 가능성이 증가한다는 주장이다. 한때 '성교의 빈도가 높으면 정액이 알칼리성으로 변하여 자궁경부암을 유발한다'는 가설도 제기되었으나, 과학적으로 인정받지는 못했다.

자궁경부암의 원인에 대해서 보다 설득력 있게 여겨졌던 또 다른 가설로는 여성의 성생활 자체보다 '성관계 상대의 포경 여부와 관련이 있다'는 주장이 있었다. 이 가설은 다음과 같은 기존 연구 결과를 보다 합리적으로 설명해 준다.

- 유대인 여성의 자궁경부암 발생률이 낮은 이유: 유대교에서는 남성 할례가 일반적이며, 이는 자궁경부암 예방과 관련이 있을 가능성이 있다.
- 이른 나이에 성 경험을 시작한 여성의 자궁경부암 위험이 높은 이유: 할례를 하지 않은 남성과의 접촉이 많을수록 발암 물질이 전파될 가능성이 증가한다.
- 성관계 상대자가 많을수록 자궁경부암 위험이 높아지는 이유: 할례를 하지 않은 다수의 남성과 접촉할 경우, 감염 위험이 증가할 수 있다.
- 교육·소득 수준이 낮을수록 자궁경부암 발생 위험이 높은 이유: 개인 위생 수준과 관계가 있을 가능성이 제기되었다.

이 가설은 당시로서는 가장 설득력 있는 설명으로 받아들여졌으며, 포경과 자궁경부암의 연관성을 뒷받침하는 연구 결과도 있었다. 자궁경부암 발생률이 높은 지역과 남성 성기암 발생률이 높은 지역이 일치한다는 것이다. 남성 성기암 환자의 배우자가 자궁경부암에 걸릴 확률이 높다는 연구 결과도 발표되었다. 이는 남성의 위생 상태가 여성의 자궁경부암 발생과 밀접하게 관련되어 있을 가능성을 시사했다.

그러나 1990년대 후반, '포경과 자궁경부암' 가설은 바이러스 학설에 의해 반박되었다. 연구가 진행될수록 자궁경부암은 성 접촉을 통해 전파되는 바이러스에 의해 발생한다는 가설이 힘을 얻었고, 초기에는 헤르페스 바이러스(HSV-2)가 원인일 가능성이 제기되었으나, 결국 인유두종바이러스(HPV, Human Papillomavirus)가 주요 원인임이 밝혀졌다.

많이 써서 걸리는 암, 쓰지 않아서 걸리는 암

자궁경부암은 여성 암 중 발생률 2위, 사망률 3위를 차지하는 질환이다. 현재 밝혀진 바에 따르면, 자궁경부암은 성 접촉을 통해 전파되는 인유두종바이러스(HPV)에 의해 발생하는 일종의 성병이다. HPV는 매우 흔한 바이러스로, 여성의 10~15%

가 감염 경험이 있는 것으로 알려져 있다. 특히 HPV 16번과 18번이 자궁경부암 환자의 70%에서 발견되며, 이 두 유형이 암 발생의 주된 원인으로 밝혀졌다.

연구에 따르면, ① 16세 이전에 성 경험을 가진 여성 ② 다수의 성 파트너가 있는 여성 ③ 여러 여성과 성관계를 가진 남성과 관계를 맺은 여성의 경우 자궁경부암 위험이 높다.

하지만 HPV에 감염되었다고 해서 모두 암으로 발전하는 것은 아니다. 약 80%의 감염자는 2년 이내에 자연적으로 바이러스를 제거한다. HPV 감염은 젊은 여성에서 가장 흔하지만, 자궁경부암으로 발전하는 사례는 40대 이후에서 증가한다. 또한, HPV는 남성도 감염될 수 있으며, 생식기 사마귀나 항문암을 유발할 수 있다. 남성이 감염된 경우 여성에게 바이러스를 전파할 가능성도 크다.

인유두종바이러스는 결국 여성의 성교가 관여하는 것은 틀림없기 때문에 일찍 결혼하는 여성, 성교 상대자의 수가 많은 여성, 아이를 일찍 갖고 아이를 많이 낳는 여성은 자궁경부암 발생 위험이 높은 결과로 이어질 수 있다.

아이러니한 것은, 그 반대로 유방암의 경우 여성 호르몬의 자극을 적게 받으면 발생 위험이 낮아지고, 자극이 과다하면 발생 위험이 높아진다는 것이다. 초경이 늦게 시작되고, 폐경이 일찍 찾아오며, 임신이나 분만으로 월경이 중지되는 경우,

모유를 먹이게 되는 경우, 정상적인 체중을 유지하는 경우 등은 월경 횟수가 줄어들게 되어 유방암을 보호하는 효과가 있다. 결혼을 하고, 첫 아이를 빨리 갖고, 아이를 많이 낳으면 유방암을 예방할 수 있다는 말은 여기에 근거한다. 서로 위험 요인이 교차하는 셈이다.

얌전한 암, 갑상샘암

우리나라에 PET(양전자단층촬영술, positron emission tomography)라는 최신 암 진단 장비가 도입되고 얼마 지나지 않은 시점에 여기자 한 분의 전화를 받았다. 최신 장비를 먼저 이용할 수 있는 기회가 주어져서 설레는 마음으로 검진을 받았는데, 그만 갑상샘(갑상샘) 암에 걸려있다는 사실을 통보 받았다는 것이다. 얼마 전에 건강 검진을 받았을 때는 갑상샘 초음파 검사에서 아무 이상이 없다고 했는데, 갑자기 암 진단을 받으니 마음이 불안하고 떨려 잠도 잘 오지 않는다고 했다.

나는 걱정하지 말라고 단언했다. 갑상샘암이란 워낙 천천히 자라나는 암이어서, 보통은 생명에 별다른 지장을 주지 않기 때문이다. 더군다나 일상적인 초음파 검사에서는 발견도 되지 않을 정도의 아주 작은 크기의 결절을 최신 검사 장비인 PET를 통해 발견한 경우였기 때문에 수술이나 방사선 동위원소요법으로 치료를 받으면 완쾌될 가능성이 높았다. 이 기자도 다행히 초기 암이어서 치료가 잘되었고, 암 보험을 들어 두어 치료비를 모두 보상받았다고 나중에 전화를 받았다. 암 중에서는 그나마 가장 행복한(?) 암에 걸린 셈이 되었다. 그런데 이 기자처럼 갑상샘암에 걸리는 환자의 수가 우리나라에서 최근 급증하고 있다.

손으로 목의 앞쪽을 만져 보면 목젖 바로 아래에 자리 잡고 있는 부위가 갑상샘이다. 갑상샘에서는 우리 몸의 신진대사를 조절하는 호르몬을 분비하는데, 체온이나 체중, 심장 박동, 땀 분비 등도 갑상샘의 영향을 받는다. 그래서 갑상샘이 너무 많이 분비되면 살이 빠지며 심장이 빨리 뛰게 되고, 반대로 너무 적으면 살이 잘 찌면서 늘 피곤한 몸이 된다.

갑상샘암은 남성보다 여성에게 훨씬 더 많이 발생하는데, 과거에는 여성 암 중 6~7위권에 그쳤으나 2005년부터 2015년까지는 여성 암 1위를 기록했고 현재는 유방암에 이어 2위를 차지하고 있다. 다행히 갑상샘암은 매우 천천히 자라는 경우가 대부분이라서 건강 검진을 통해 발견하게 되면 대체로 치료가 가능하다.

가장 치료 성적이 좋은 암

우리나라 암 통계에 따르면 갑상샘암은 단기간 내에 발병률이 가장 빠르게 증가한 암으로 꼽힌다. 1999년만 해도 새롭게 갑상샘암 진단을 받은 환자가 2,700여 명에 불과했지만 2007년에는 1만 5,000명으로 6배 가까이 늘었고, 2022년에는 무려 3만 3,000여 명이 보고되었다. 외국의 학자들도 한국에서 갑상샘암이 급증한 현상에 학술적 관심을 많이 보였다.

이렇게 갑상샘암의 발병률이 급증한 현상에 대해 학계에서는 실제 암 환자 수가 늘어난 것이 아니라 진단 기술의 발달로 발견 기회가 많아진 결과라고 해석하고 있다. 갑상샘암은 워낙 천천히 자라고 의학적으로 크게 위중한 질병이 아니기 때문에 과거에는 비교적 진단에 소홀했다. 설령 갑상샘암에 걸리더라도 거의 95%의 환자가 대부분 완치가 가능했기 때문이다. 그런데 초음파 검사나 PET 검사 등으로 간단하면서도 정밀한 진단 기술이 보편화되며 갑상샘암도 초기에 발견되는 경우가 많아졌다.

더불어 최근 10여 년간 국가암관리사업의 추진과 함께 암 조기 진단 열풍이 불면서 갑상샘암의 발견은 더욱 빨라진 경향을 보였다. 최근 여성 유방암의 발병률이 크게 증가하며 여성들의 암 조기 검진을 위한 병원 방문이 늘었는데, 대부분의 병원에서 유방암이나 자궁경부암 검진 시 갑상샘 검사를 함께 시행하는 경우가 많아졌기 때문이다. 그 결과 갑상샘암이 급증하여 여성 암 중 1위로 부상하게 된 것으로 보인다.

갑상샘암은 20~64세 성인에서는 가장 많이 보고되는 암이지만 65세 이상에서는 5위 이내의 순위에도 들지 않는데, 이는 건강 검진이 활발한 연령대에 유독 많이 보고되는 암이라는 점을 시사한다.

갑상샘 암의 원인은 아직 완전히 밝혀지지 않았지만, 방사선 노출이나 요오드 과잉 섭취 혹은 부족이 원인으로 작용한다고 알려져 있다. 우리나라 갑상샘 암 환자의 대부분은 병리 조직학적으로는 유두암이며, 발견되는 환자의 병기는 결절의 크기가 1cm 이하로 대부분 초기 진단을 받는다. 예후가 매우 좋은 암이기 때문에 치료 후 5년 생존율도 무려 95.3%에 이른다. 남녀를 통틀어 모든 암 중에서 가장 치료 성적이 좋다.

1cm 미만의 갑상샘암은 암임에도 불구하고 수술이나 동위원소 치료가 불필요하다는 연구 결과도 있어 학계의 이견이 있지만, 분명한 사실은 갑상샘암은 치료를 하지 않아도 매우 서서히 자란다는 점이다. 그래서 진단 초기에는 별 치료를 하지 않고 그냥 관찰만 해도 전체 생존율에는 큰 차이가 나지 않는다.

몸의 살림꾼,
혈액에게 찾아오는 위협

69세 여성이 이상하게 다리가 자꾸 부어서 동네 내과 의원에 갔다가 혈액 검사 결과 빈혈이 있으니 큰 병원에 가보라는 권유를 받았다. 시내 한 종합병원과 대학병원 암병원에서 말초 혈액 검사와 골수 검사를 받아 보니, 일종의 혈액암인 골수이형성증후군(MDS, Myelo-Dysplastic Syndrome)이라는 최종 진단이 나왔다. 백혈병이 아닐까 싶어 걱정도 컸지만, 지금은 조혈모세포 이식이라는 궁극적인 치료법도 있어 다행이라 여겼다.

   이식 직전에는 골수에서 형성되는 미성숙 모세포 형성을 지연시키는 보존적 치료로 항암화학치료(에피제네틱)를 5일 연속 3차례 받았으며, 수혈 그리고 혈소판 성분 수혈 등을 위해 병원 외래를 자주 다녔다. 면역력이 많이 저하되어 있으므로 대중이

모이는 일체의 집합 장소는 피해야 한다. 그래서 생일 같은 기념일에도 룸이 있는 레스토랑을 이용하거나 음식을 집으로 배달시켜 가족끼리 먹는다. 자칫 감염이라도 생기면 큰일이기 때문이다.

조혈성장촉진제나 수혈 그리고 수차례에 걸친 항암화학치료(5~7일간) 등으로 전 처치를 받은 이후에는 병원 무균실에 한 달간 입원하여 조혈모세포 이식술을 받게 된다.

우리 몸의 혈액은 혈액 세포와 혈장으로 구성되는데, 혈액 세포에는 적혈구, 백혈구, 그리고 혈소판이 있다. 적혈구는 우리 몸에서 필요로 하는 산소를 운반하는 기능을 하며, 백혈구는 외부에서 침입한 바이러스나 세균에 대항하여 싸우는 기능을 한다. 혈소판은 출혈 시 혈액을 응고시켜 주는 역할이다. 이러한 적혈구, 백혈구, 그리고 혈소판은 모두 골수에서 만들어진다.

골수이형성증후군은 골수의 증식과 구성 세포들의 이형성, 비효율적인 조혈을 특징으로 하는 비정상적인 조혈모세포로부터 유래된 혈액 질환을 통칭하는 것으로, 주로 노년층에서 많이 발생한다. 과거에는 전백혈병, 아급성 백혈병 등 다양한 이름으로 불리다가 1976년 급성 백혈병과는 다른 병으로 분류되기 시작했다. 과거에 비해 의학이 발달한 지금은 백혈병으로 이행되기 이전 단계에서 진단을 내릴 수 있게 되었으며 이 단계에서 치료도 가능하다.

혈액암을 이기는 근본적인 방법

골수이형성증후군은 대부분 알 수 없는 원인으로 발생하기 때문에 특별한 예방법이 없다. 일부 인과관계가 증명된 경우, 즉 벤젠과 같은 용제나 알킬화제와 같은 항암제, 방사선 등에 노출을 피하는 것이 도움이 될 수 있다고 알려졌다.

특징적인 증상은 없지만 적혈구 감소로 인해 빈혈이 발생할 수 있는데, 빈혈이 심하면 쉽게 피로감과 전신 쇠약을 느끼고 운동 시에는 호흡 곤란 증상이 나타나기도 한다. 면역력이 저하되어 감염에 취약해지고, 혈소판 감소로 인해 피부에 멍이 드는 출혈성 경향과 같은 증상도 발생한다.

치료를 위해서는 질환의 위험도와 나이에 따라서 수혈과 혈소판 수혈, 항생제 치료와 같은 보존적 치료부터 항암화학치료(에피제네틱 약제)나 조혈촉진인자, 그리고 항암화학요법과 면역억제요법이 쓰인다. 다만 궁극적인 치료법은 골수 이식이라 불리는 동형조혈모세포이식뿐이다.

이때는 한국조혈모세포주은행에 기증된 비혈연 공여자 중에서 조직 적합성 유전자가 일치되는 공여자를 찾아야 한다. 같은 성별의 젊은 기증자가 좋고, 골수를 이식하게 되면 혈액형이나 성염색체도 모두 기증자의 것을 따르게 된다. 확률적으로 맞는 공여자를 찾기가 어려운데, 적절한 비혈연 기증자를 찾지 못하면 혈연 기증자를 활용하게 된다. 자식은 최소한 50%의 유전자형이 부모와 같기 때문이다.

현행 건강보험에 의하면 각종 암으로 분류되는 환자의 치료비는 급여 대상이 되는 항목에 대해서 95%를 국가가 보장한다. 조혈모세포이식은 고액의 치료비가 소요되는데, 현행 건강보험으로는 69세까지 적용되어 환자 본인의 부담은 5%밖에 되지 않는다. 무균실 입원 치료에 대해서는 특례 산정이 적용되고 있다.

3장

암의 숨은 공범들

비만은 암을 자라게 하는 토양이 된다

비만은 만병의 근원이라는 말을 많이 들어보았을 것이다. 비만은 단순히 체중 증가의 문제에 그치지 않고, 우리 몸의 기본적인 대사 작용을 교란하며 호르몬 균형을 깨뜨리고 만성 염증을 유발한다. 지방 조직이 다양한 내분비 호르몬과 염증 매개 물질을 분비하기 때문인데, 특히 이로 인해 암이 발생하기 쉬운 환경이 조성된다는 점이 큰 문제다.

비만한 상태에서는 식욕을 조절하는 호르몬인 렙틴이 과다하게 분비되어 세포의 성장을 촉진한다. 반대로 인슐린 감수성을 높이고 염증을 억제하는 아디포넥틴의 분비는 오히려 감소하는 현상이 나타난다. 이로 인해 몸 속의 세포 분열이 활발해지면서 염증 반응이 만성화되는 상태에 빠지는 것이다.

특히 지방 조직에서 분비되는 염증성 사이토카인은 지속적인 염증 반응을 유발하기 때문에, 몸속에 미세한 손상이 반복되며 세포의 DNA가 변형되기 쉬운 환경이 조성된다. 당장 겉으로는 티가 나지 않지만 실제로는 암세포가 자라기 쉬운 몸이 되어 버리는 셈이다.

이러한 몸의 변화는 암뿐만 아니라 제2형 당뇨병, 고혈압, 심근경색증, 뇌졸중과 같은 대사성 질환의 위험을 높이는데, 그중에서도 특히 제2형 당뇨병은 다시 암 발생 위험을 높이는 매개체가 된다.

제2형 당뇨병은 혈당을 낮춰 주는 인슐린에 둔감해지는 인슐린 저항성이 강해진 상태인데, 이 때문에 췌장에서는 점점 더 많은 인슐린을 만들게 된다. 인슐린 저항성이 심해질수록 체내의 인슐린과 함께 인슐린유사성장인자의 분비가 증가하게 되는데, 이 물질들은 세포의 성장과 분열을 촉진하는 성질을 가지고 있다. 그래서 암세포가 자라고 증식하기 좋은 환경을 형성하게 되는 것이다.

또 당뇨병은 세포의 산화 스트레스를 높이기 때문에 세포의 DNA가 손상되기 쉽고, 면역 기능이 떨어져 암세포를 제대로 제거하기 어렵게 만든다. 실제로 췌장암, 간암, 대장암, 유방암 등의 암 발생 위험과 당뇨병의 관련성이 꾸준히 보고되고 있다.

결국 비만은 우리 몸에 암을 자라게 하는 원인을 제공하지만, 다행히 체중 감량, 혈당 조절 등을 통해 이러한 위험 요인들을 충분히 관리할 수 있다. 건강한 식습관, 규칙적 운동, 적정 체중 유지, 혈당 관리는 암 발생 위험을 낮추는 동시에, 우리 몸에서 정상 세포들이 활동할 수 있도록 토양을 건강하게 되돌리는 일이기도 하다.

체르노빌 원전 사고가
암에 미치는 영향

 우리 몸에서 손톱과 머리카락처럼 계속 자라나서 잘라내야 하는 부위를 제외하면, 암은 신체의 거의 모든 부위에서 발생할 수 있다. 그래서 암의 원인도 그만큼 다양하다.

 암의 원인 중 하나로 전리방사선에 대한 노출이 있다. 전리방사선은 인체의 거의 모든 조직에 암을 일으킬 수 있는 발암 원인데, X선과 같은 인공 방사선뿐만 아니라 대기나 암석에서 자연적으로 발생하는 방사선까지 모두 포함하는 개념이다.

 현대 사회에서 방사선은 의료 영상 검사, 원자력 에너지 사용 등 다양한 분야에서 널리 활용되고 있지만, 동시에 강력한 발암 물질로도 잘 알려져 있다. 특히 원자 폭탄이나 원자로 사고에서 발생하는 고준위 방사선은 우리의 인체 세포를 손상시킬 만큼 강력한 영향을 끼친다. 역사적으로 히로시마·나가사키 원자폭탄 투하, 셀라필드 원자력 산업 단지 화재 사고, 체르노빌 원전 사고 등의 사례는 대량의 방사선 피폭이 암 발생을 증가시키는 직접적인 원인이 된다는 사실을 명확하게 증명하기도 했다.

일본 원폭 생존자 연구에 따르면 갑상샘암 발생 확률이 백혈병보다 높을 정도로 방사선에 민감한 것으로 나타났다. 또한 백혈병, 폐경 전 여성의 유방암, 소아 갑상샘암, 폐암 등도 방사선 노출에 취약한 암으로 분류된다. 반면, 뇌암, 골암, 자궁암, 피부암, 직장암은 상대적으로 방사선 영향을 덜 받으며, 매우 높은 방사선량(고선량)에 노출되었을 때만 암 발생 가능성이 증가하는 것으로 알려져 있다.

특히 만성 림프구성 백혈병, 호지킨병, 다발성 골수종, 비호지킨 림프종, 자궁경부암, 고환암, 전립선암, 췌장암, 남성 유방암 등은 방사선과의 연관성이 명확히 입증되지 않았다. 많은 연구자가 원자력발전소 근무자 등 직업적으로 방사선에 노출되는 집단의 저준위 방사선이 인체에 미치는 영향에 대해 관심을 갖고 연구를 진행하고 있다.

우리나라 역시 1962년 제1차 5개년 경제개발계획에서 원자력 사업을 국가 주요 정책으로 채택한 바 있다. 이후 1977년 고리 원자력 1호기가 완공되었으며, 2020년 말 기준 총 30기의 원자력 발전소를 보유하여 세계 6위의 원자력 이용국이 되었다.

그러나 1989년 영광 원자력 발전소 인근에서 무뇌아 출산 사례가 언론에 보도되면서, 원전 주변의 건강 피해 및 가축·생태계에 대한 영향이 사회적 문제로 대두되었다. 이에 따라 1989년 8월 11일, 과학기술처는 대국민 발표를 통해 과학적 연구를 진행하겠다고 공언했으며, 같은 해 10월 4일 국회 경제과학위원회 국정 감사에서도 역학 조사의 필요성이 공식적으로 제기되었다. 이후 서울대학교병원 연구진이 위임받아 1990년 원전 종사자 및 주변 주민에 대한 역학 조사단을 구성하고 본격적인 연구가 시작되었다.

이 연구는 저준위 방사선의 건강 영향을 연구한 최초의 사례로서, 연구의 목적은 "원전 종사자 및 주변 주민에서 암 발생 위험이 증가하는가?"를 규명하는 것이었다. 그러나 연구가 시작된 지 30년 이상이 지난 현재까지도, 원자력 발전이 주변 주민의 암 발생을 유의미하게 증가시키는지에 대한 명확한 결론을 내리지 못하고 있다. 연구진은 예산 부족으로 인해 연구 대상 수가 충분하지 않으며, 보다 장기간의 추적 연구가 필요하다고 주장하고 있다.

한편, 일부 연구에서는 반대로 저준위 방사선이 오히려 인체 면역을 증강시키고, 암 발생을 줄이며, 수명을 연장하는 효과를 낼 수 있다는 주장을 제기하기도 했다. 이를 '방사선 호메시스(Radiation Hormesis)'라고 한다. 이 가설에 따르면, 낮은 수준의 방사선 노출은 인체의 자연 방어 시스템을 활성화하여 건강을 증진시킬 수도 있다는 것이다. 그러나 이러한 주장은 여전히 논란의 여지가 있으며, 과학적으로 확립된 정설은 아니다. 따라서 저준위 방사선의 장기적 영향과 건강에 대한 위해성을 보다 면밀히 연구하고 검증하는 것이 중요하다.

민족에 따라
다르게 나타나는 암

암 발생에는 환경적 요인뿐만 아니라 유전적 요인도 중요한 영향을 미친다. 특히 장기 이식 시 조직 적합성을 확인하는 검사(HLA 검사)는 유전적 유사성을 파악하는 과정에서 암 발생과의 연관성을 밝혀내는 데도 활용될 수 있다. 오늘날은 유전체 연구의 발전으로 친자 감별, 유전형 분석, 맞춤형 유전의학까지 가능해졌지만, 과거에는 조직 적합성 검사가 특정 집단의 유전적 특성과 질병 발생률을 이해하는 중요한 도구였다. 특히 어떤 민족의 유전역학적 특성과 질병과의 관련성을 연구하는 분야를 민족-역학(Ethno-Epidemiology)이라고 한다.

1990년, 내가 일본에 머물던 중 아이찌암센터의 타지마 박사와 함께 ATL(성인형 T-세포 백혈병, Adult T-cell Leukemia) 관련 공동 연구를 진행한 적이 있다. 당시 자리를 함께한 구마모토 대학병원 병리학 전공의 교수가 조직 적합성 유형과 관련하여 흥미로운 발언을 했다. "나는 일왕의 조직 적합성 유형을 알고 있다. 놀랍게도, 일왕의 조직형은 한반도 한국인의 조직형과 상당 부분 일치한다." 현재는 일왕이 한반도와 유전적으로 연관이 있다는 사실이 공개적으로 인정되었지만, 당시로서는 충격적인 주장이었다. 이는 단순한 역사적 의문을 넘어, 유전적 요인이 질병 발생에 미치는 영향과 연관될 가능성을 시사했다.

ATL은 일본 규슈 지역에서 높은 발생률을 보이는 백혈병의 일종으로, HTLV-1(Human T-cell Lymphotropic Virus Type 1) 감염이 주요 원인이다. HTLV-1은 감염된 어머니가 모유 수유를 통해 자녀에게 전파하는 것으로 밝혀졌으며, 바이러스에 대한 유전적 감수성이 존재할 가능성이 제기되었다.

연구에 따르면, 특정 지역에 거주하는 인구 집단 간에는 HTLV-1 감염률에 차이가 있었다. "규슈 지역 일본인의 HTLV-1 감염률이 높은 만큼, 지리적으로 가까운 한국의 마산·김해 지역에서도 감염자가 있어야 한다. 하지만, 한국에서는 HTLV-1 양성자가 단 1명도 발견되지 않았다." 이는 단순한 환경적 요인의 차이뿐만 아니라, 유전적 요인이 감염에 대한 취약성을 결정할 가능성을 시사하는 결과였다.

나는 타지마 박사에게 다음과 같은 제안을 했다. "한반도 동

해안 지역, 특히 태백산맥을 따라 거주하는 주민들의 혈청 검사를 진행해 보면 어떻겠습니까? HTLV-1 감염이 유전적 요인과 관련이 있다면, 신라인들의 이주 경로를 따라 감염 분포를 확인하는 것이 단서가 될 수도 있습니다."

1992년 여름, 타지마 박사는 내 초청으로 한국을 방문하여 현장 조사를 진행했으나, 즉각적인 성과를 거두지는 못했다. 그러나 얼마 후, 마산 지역에서 ATL 환자가 1명 발견되었다는 보고가 도착했다. 그 환자의 혈액 샘플을 일본으로 보내 검사한 결과, HTLV-1 양성 반응이 확인되었다. 이는 HTLV-1 감염이 유전적 요인과 연관될 가능성을 강하게 뒷받침하는 증거였다. 현재 HTLV-1 감염자의 전 세계 분포 지도를 보면, 이는 단순한 감염병의 확산이 아니라 특정 유전적 집단이 질병에 얼마나 취약한지를 보여 주는 민족-역학적 단서가 된다.

HTLV-1 감염 지역을 살펴보면 다음과 같다.

- 중국 동남부(샤먼·상하이)
- 일본 규슈 지역
- 한국 마산·김해 지역 (새롭게 추가됨)
- 캄차카 반도, 알래스카, 북미 태평양 연안 인디언 거주지
- 남미(콜롬비아·페루 등 인디오 밀집 지역)

이는 HTLV-1이 단순한 환경적 요인뿐만 아니라, 유전적 요인에 의해 감염률이 결정될 가능성을 시사한다. 즉, 어떤 바이러스나 환경적 요인이 모든 사람에게 동일한 영향을 주는 것이 아니라, 유전적 감수성에 따라 질병 발생 여부가 결정될 수 있다는 것이다.

암의 발생은 환경적 요인과 유전적 요인의 상호 작용 결과이다. ATL과 같은 특정 암의 경우 HTLV-1 감염 자체가 주요한 위험 요인이지만, HTLV-1에 감염될 가능성 자체가 유전적 요인에 의해 영향을 받을 수 있다.

이러한 연구 결과는 암 예방 및 조기 진단의 중요성을 강조하며, 유전자 분석 기술의 발전을 통해 암의 유전적 감수성을 사전에 파악하고 예방 전략을 세우는 방향으로 나아가고 있다. 즉, 암 예방의 핵심은 단순히 환경적 요인을 줄이는 것뿐만 아니라, 인구 집단의 유전적 감수성을 이해하고 이에 맞는 맞춤형 의료 전략을 세우는 것이라고 할 수 있다.

의문의 폐렴,
면역 체계 저하와 암의 가능성

　1979년 7월부터 1981년 4월 사이, 뉴욕의 감염내과 전문의들은 평소에 좀처럼 보기 힘든 유형의 환자에 대한 자문 요청을 받았다. 그것도 한두 명이 아니라 여러 명이었다. 폐렴이기는 한데 단순히 박테리아 같은 세균이 아니라 기생충에 의한 증상인, 소위 주폐포자충 폐렴(Pneumocystis carinii pneumonia)에 걸린 환자들이었다. 기생충이 일으키는 폐렴은 일반 폐렴과 달리 평소에는 몸 안에 조용히 숨어 있다가 환자 개인의 면역 기능이 극히 저하될 때 그 틈을 이용하여 발생된다 하여 '기회 감염'이라고도 한다.

　그런데 이 환자들은 모두 이전에 면역학적 이상을 의심할 만한 병력을 가지고 있지 않았다. 뉴욕 시내 9개 병원에서 의

뢰된 11명 환자들의 임상적 특성은 다음과 같았다. 모두 남자였고, 나이는 27세에서 40세까지 청장년들이었으며, 직업은 병원 경비, 교사, 목수, 사무직, 마약 판매 등 일정한 특색이 없었지만 모두 마약을 사용하였거나 현재도 경험하고 있다는 공통점이 있었다. 이윽고 의사들은 이들의 성생활을 조사하다가 11명 중 6명이 동성연애자라는 사실을 알아냈다.

인류 최고의 난치병이라 일컬어지는 소위 HIV양성(에이즈, AIDS, 후천성 면역결핍증후군)은 이렇게 발견되었다. 인간 면역결핍 바이러스(HIV, human immunodeficiency virus)란 바이러스로 인해 발생하는 질병으로, 진원지는 아프리카라고 알려져 있다. HIV의 감염 경로는 성적인 접촉, 수혈이나 혈액 제제를 통한 전파, 병원 관련 종사자에게서 바늘에 찔리는 등의 사고로 전파되는 경우, 모체에서 신생아에게로의 전파 등이 있다.

우연하게도 이 바이러스의 감염율이 높은 국가나 지역에서 몇 가지 암 발생이 높다는 증거가 있어 국제 암 연구소(IARC, International Agency for Research on Cancer) 연구진이 지금도 국제 공동 연구를 수행하고 있는데, 아직은 이 바이러스가 암도 일으킨다는 증거는 아직 많이 부족하다. 이와 유사한 바이러스로 인간 T-면역세포바이러스-1형(HTLV-I)은 인간에서 성인형 T-세포형 백혈병을 일으키는데, 이 질병은 일본 규슈 지역에서 많이 발생하는 질병으로 HIV 양성과 혼동을 일으키기 쉽다.

HIV 양성자의 발견은 우리 몸의 면역 체계가 무너졌을 때 인체가 얼마나 취약해지며, 또 암세포의 증식까지도 연결될 수 있다는 사실을 극명하게 보여 준다. 면역 기능을 교란시키는 HIV 바이러스와 암 발생의 연관성이 명확히 밝혀지지는 않았지만, 면역 체계가 무너졌을 때 암이 자랄 수 있는 또 다른 조건이 형성될 수 있다는 점을 기억할 필요가 있다.

동남아의 열대 과일이
뜻밖의 암을 부른다

외국 여행을 하다 보면 우리나라에서는 전혀 볼 수 없었던 특이한 습관이나 문화를 발견하게 되는 경우가 종종 있다. 이를테면 동남아시아, 특히 인도 남부나 스리랑카, 혹은 태국이나 미얀마, 베트남이나 중국의 남부 등지를 여행하다 보면 원주민들이 무언가 열심히 씹고 있는 모습을 보게 된다. 얼핏 보기에는 딱딱한 땅콩이나 열매 혹은 무슨 껍데기를 씹고 있는 것 같기도 한데 자세히 보면 다름 아닌 나무 열매다. 그런데 이상한 점은 어른이나 아이 가릴 것 없이 모두 앉아서 열심히 이것을 씹고 있으며, 또 하나같이 벌건 침을 흘리고 있다는 점이다. 심지어 치아도 벌겋게 물이 들어 있다. 마치 우리 옛 음식 중 치자를 먹고 있는 것과 비슷해 보인다.

이것이 바로 베텔 너츠(betel nuts, 빈랑)라고 하는 동남아시아 지역의 열대림에 자생하는 빈랑 나무(betel palm)의 열매다. 이것은 동아프리카에서부터 인도네시아에 이르기까지 전 세계

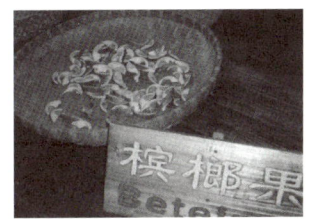

베텔 너츠

에서 약 4억 명이 애용하고 있는 것으로 알려져 있다. 원주민들은 각성 효과가 있다는 이유로 이 열매를 상용하고 있는데, 가장 역사가 깊은 일종의 마약이라고도 할 수 있다. 그러나 동남아시아는 물론 심지어 대만이나 중국의 하이난 섬 등에서도 이를 씹고 있는 사람들을 쉽게 볼 수 있으며, 마약의 일종인 베텔 너츠를 심지어 합법적으로 판매하는 소매상들도 있다. 사진은 내가 중국의 하이난 섬을 방문하였을 때 직접 찍은 것으로, 거리에서 관광객을 대상으로 베텔 너츠를 판매하고 있는 사진이다.

　이 열매는 마약의 일종이기도 하지만 암을 일으키는 원인 중 하나이기도 하다. 국제 암 연구소의 연구 결과에 의하면 베텔 열매를 특히 담뱃잎과 같이 이용하는 경우 구강암, 인후부 암, 식도암의 위험을 3~20배 이상 증가시키는 것으로 보고된다.

목을 타고 흐르는 독주의 위험

중국의 백주나 고량주나 러시아를 비롯한 중앙아시아인들이 즐기는 보드카는 한국이나 일본의 독주인 소주보다 알코올 도수가 2배 이상 높다. 물론 영국의 위스키나 멕시코의 데킬라, 쿠바의 럼 등등 수없이 많은 독주가 있지만, 러시아를 포함한 아시아 지역을 대표하는 독주는 역시 고량주와 보드카일 것이다.

그런데 전 세계 각국의 식도암 발생 분포를 보면 우연찮게도 독주를 즐겨 마시는 국가에서의 발병률이 높은 편이다. 지도에서 보면 중국과 몽고 일본의 극동아시아 국가와 카자흐스탄, 아프가니스탄 등 중앙아시아 그리고 동부 아프리카 연안국의 식도암 발생률이 높다. 러시아나 브라질과 우루과이 그리고 영국과 아일랜드도 마찬가지다. 아직 과학적인 엄밀성은 불확실하지만 독주를 즐기는 습관과 식도암 발생의 인과관계는 충분히 의심할 만하다.

중앙아시아나 중동 지역의 주민들은 종교적 이유로 음주를 금기하는 생활 관습을 가지고 있음에도 불구하고 비교적 높은 식도암 발생률을 보이고 있는 점을 감안한다면 독주 이외에 다른 환경적 요인, 예를 들어 건조한 기후 자체의 영향, 혹은 초원의 유목민들이 가지는 마른 음식과 같은 다른 음식 문화가 관여하고 있을 가능성도 높다. 물론 흡연이나 특정 바이러스에의 감염 등이 더 깊게 관여할 수도 있지만, 이 지역 주민에서 식도암 발생이 높은 것만은 확실해 보인다.

2부

암을 예방하는
일상 속의 선택들

1장

밥상의 변화가
몸의 변화를 만든다

고기의 유혹을 뿌리치면 생기는 일

과거 한국을 포함한 동양권 국가에서는 대장암과 직장암의 발병률이 상대적으로 낮았다. 하지만 최근 몇십 년 사이 서구화된 식습관으로 인해 대장암과 직장암이 급격히 증가하는 추세다. 특히 육류 소비 증가와 함께 패스트푸드 문화가 확산되면서 대장암의 발생 위험이 높아졌다.

학자들은 이러한 변화의 핵심 원인으로 육류 위주의 식단을 지목한다. 육류, 특히 지방이 많은 고기는 소장에서 담즙산과 결합하여 소화된다. 이후 대장으로 이동한 담즙산은 장내 세균과의 반응을 거쳐 2차 담즙산으로 변형되는데, 이 과정에서 대장 점막 세포를 자극하고 변이를 유도할 가능성이 높아진다. 또한, 육류 위주의 식단을 지속하면 장내 유해균이 증가하여 장내 독성이 높아지고 발암 가능성이 커진다.

실제로 육식 위주의 서구식 식단을 며칠 간 유지하면 한국인들도 변비를 경험하는 경우가 많다. 이는 육류 섭취 증가로 인해 장내 배변 활동이 원활하지 않기 때문이다. 이로 인해 대변이 장에서 머무르는 시간이 길어질수록 발암 물질이 장 점막에 더 오랫동안 접촉하게 되어 대장암 위험이 증가한다.

육식 위주 식습관의 대안은 자연스럽게 채식이 될 수밖에 없다. 채식 위주의 식단은 식이섬유 함량이 높아 장 운동을 촉진하고, 발암 물질이 대장 점막에 오래 머무르지 않도록 돕는다. 또한 채소와 과일 속의 비타민과 항산화 물질은 체내 산화 스트레스를 낮추어 암 발생을 억제하는 역할을 한다.

한국인의 대장암 비율이 낮았던 이유

채소와 과일에 풍부한 식이섬유는 장내 독소를 희석하고 발암 물질을 빠르게 배출해 준다. 특히 식이섬유는 다음과 같은 방식으로 대장암 예방 효과를 발휘한다.

- 변의 양을 증가시켜 장내 독소를 희석한다.
- 발암 물질을 흡착하여 배설을 촉진한다.

- 장내 유익균을 활성화시켜 건강한 장 환경을 조성한다.
- 항산화 작용을 통해 암세포의 성장을 억제한다.

이러한 이유로 한국의 쌀과 채소 위주의 전통적인 식단은 대장암 예방에 탁월한 효과를 보인다. 과거 한국에서 대장암 발병률이 낮았던 이유도 전통적인 한식이 식이섬유가 풍부했기 때문이다. 또한 동남아시아 국가들도 신선한 채소와 과일을 많이 섭취하는 식습관 덕분에 위암과 대장암 발병률이 낮은 편이다. 예를 들어, 인도네시아와 베트남 사람들은 짠 음식이나 가공육 대신 신선한 채소와 과일을 많이 먹으며, 이는 암 예방에 중요한 역할을 한다.

미국 국립 암 연구소는 'Eat-5-A-Day'라는 캠페인을 통해 매일 최소 5가지 이상의 과일과 채소를 섭취할 것을 권장하고 있다. 이는 비만과 심장병뿐만 아니라 암 예방에도 효과적인 식습관 개선 운동이다.

대장암과 직장암 예방을 위해 다음과 같은 채식 습관을 실천해 보자.

- 매일 최소 5가지 이상의 채소와 과일을 섭취한다.
- 통곡물과 콩류를 적극적으로 활용한다.
- 고기 대신 식물성 단백질(두부, 견과류 등)을 섭취한다.

- 가공육과 패스트푸드 섭취를 줄이고 자연식 위주의 식단을 유지한다.
- 짜거나 탄 음식을 피하고 신선한 재료를 활용한다.

채식 위주의 식단은 단순히 대장암과 직장암을 예방할 뿐만 아니라 심장 건강 개선, 체중 조절, 면역력 강화 등 다양한 건강상의 이점을 제공한다. 작은 변화가 건강한 삶을 위한 큰 차이를 만든다는 사실을 기억하며, 오늘부터 채식 중심의 식습관을 실천하자.

작지만 강한 콩 한 줌의 위력

한국은 전 세계에서 위암 발병률이 가장 높은 나라 중 하나이지만, 최근 위암 사망률이 감소하는 희망적인 변화가 지속되고 있다. 위암 사망률 감소에는 조기 진단과 의료 기술의 발전이 중요한 역할을 하지만 근본적으로 암 발생 자체를 줄이는 것이 더욱 중요하다. 이는 개인의 식습관과 생활 방식의 변화가 결정적인 영향을 미친다.

최근 연구에서는 콩을 많이 섭취하는 것이 위암 예방에 효과적이라는 사실이 밝혀졌다. 콩에는 강력한 항산화 및 항암 성분이 포함되어 있으며, 특히 이소플라본이라는 물질이 위암 예방에 큰 기여를 한다. 이소플라본은 식물성 에스트로젠으로 불리는 폴리페놀계 화합물로, 항산화 작용이 뛰어나고 체내에서 다양한 생리적 효과를 발휘한다. 연구 결과에 따르면 혈중 이소플라본 농도가 높은 사람은 위암 발생 위험이 최대 1.5배 낮은 것으로 나타났다. 이는 이소플라본이 위 점막 보호 효과와 항균 작용을 통해 위암의 발생을 억제하기 때문이다.

다행히도 동양에서는 전통적으로 콩을 주식으로 섭취하는 식문화가 있어서 이소플라본의 섭취량이 서양인보다 훨씬 많다. 서양인들의 하루 이소플라본 섭취량이 1~2mg에 불과한 반면, 아시아인은 11~47mg을 섭취하는 것으로 보고되었다. 이는 아시아인들이 심장 질환, 당뇨, 대장암, 유방암 등의 발생률이 낮은 원인과도 관련이 있다. 동남아시아 국가들은 위암 발병률이 매우 낮은데, 이는 이 지역의 식단이 신선한 채소, 과일, 그리고 콩류를 중심으로 구성되어 있기 때문이다. 특히 베트남에서는 칡을 즐겨 먹으며, 이 칡에는 이소플라본이 풍부하게 포함되어 있어 위암 예방에 효과적이다.

한식으로 콩 섭취 바르게 하는 법

한식에서도 두부, 두유, 된장, 청국장 등의 발효 콩 식품부터 콩나물, 검은콩, 흰콩, 강낭콩 등 종류의 콩을 밥에 넣어 먹는 등 콩은 친숙한 식재료 중 하나다. 콩을 자주 먹는 식습관은 위 점막을 보호하고 장내 환경을 개선하여 위암을 예방하는 데 도움이 된다. 다만 한식에서 된장찌개와 같이 염분이 높은 음식은 주의해야 한다. 짠 음식은 도리어 위암의 발생 위험을 증가시키기 때문에 저염식 된장을 활용하는 것도 좋은 방법이다.

위암 예방을 위해 콩을 적극적으로 섭취하는 방법은 다음과 같다.

- 매일 한 끼 이상 콩 기반 음식(두부, 두유, 청국장 등)을 섭취한다.
- 가공육 대신 콩 단백질을 활용한 식물성 단백질 식품을 선택한다.
- 짠 음식 섭취를 줄이고, 저염 된장이나 신선한 콩 요리를 활용한다.
- 신선한 야채와 함께 콩을 곁들여 항산화 효과를 극대화한다.

콩은 단순한 단백질 공급원을 넘어, 위암을 예방하는 강력한 슈퍼푸드이다. 매일 꾸준히 콩을 섭취하는 작은 실천이 위암을 예방하고, 더 건강한 삶을 만드는 길이 될 수 있다. 전통적인 한국식 식단 속 콩 음식을 적극 활용하여 건강을 지키는 것이 중요하다.

콩 섭취와 유방암은 관련이 없다

일부에서는 "콩을 많이 먹으면 유방암에 걸릴 수 있다"는 우려를 제기하기도 한다. 이는 콩 속의 이소플라본이 여성 호르몬인 에스트로겐과 유사한 구조를 가지고 있기 때문인데, 연구에 따르면 이는 사실과 다르다. 콩 속의 이소플라본은 상황에 따라 친 에스트로겐 혹은 항에스트로겐으로 작용하여, 완경기 여성에서는 에스트로겐을 보충하는 역할을 하고, 반대로 완경 이전 여성에서는 과도한 에스트로겐 작용을 억제하여 유방암 발생을 줄이는 효과가 있다고 주장된다.

건강에 양날의 칼이 되는 소금

　소금은 인류가 아주 오래 전부터 사용해 온 조미료이자, 우리가 생명을 유지하기 위해 반드시 필요로 하는 영양소이기도 하다. 소금의 주성분인 나트륨은 체내의 수분과 삼투압을 조절하고 신경과 근육 등 신체 기능을 유지하는 중요한 역할을 한다. 그러나 어디까지나 '적당히' 먹었을 때 이로울 뿐, 소금을 많이 먹으면 반대로 건강에 해로운 영향을 끼친다.

　우리 몸이 필요로 하는 하루 소금 섭취 권장량은 6g 이하로 생각보다 많지 않다. 하지만 실제로는 한국인의 소금 섭취량은 높은 편이어서 고혈압, 신장 질환, 심혈관 질환 발생 위험도 높다. 또한 염분이 위 점막을 손상시켜 위암의 발생 가능성도 높다. 중요한 건 소금을 너무 과하지도, 너무 부족하지도 않게 '적당히' 섭취하는 것이다. 이는 반대로 염분 섭취를 줄이고 신선한 채소와 과일을 충분히 섭취하는 것이 건강을 유지하는 핵심 전략이라는 뜻이기도 하다.

마지막 국물 한 방울의 함정

한국인은 전통적으로 국물 요리를 즐기는 식문화를 가지고 있다. 김치찌개, 된장찌개, 설렁탕 등 다양한 국물 요리는 한국인의 식탁에서 빠질 수 없는 요소다. 특히 한국인들은 탕류 음식을 먹을 때 국물까지 모두 마시는 습관이 있다. 추운 겨울날, 비가 오는 날, 숙취가 심한 날까지 일단 따끈한 국물부터 떠오르는 건 대부분의 한국인이 마찬가지일 것이다.

그런데 국물 속에는 다량의 염분과 지방 성분이 녹아 있어서 이로 인해 과도한 염분 섭취가 이루어지기 쉽다. 과도한 염분을 지속적으로 섭취할 경우에는 고혈압, 고지혈증, 심혈관 질환 및 위암 등의 위험성을 높이게 된다. 염분 섭취가 많을수록 헬리코박터 파이로리균의 활성화가 촉진되고, 이는 위 점막의 손상을 유발하여 위암의 위험을 증가시킨다. 따라서 국물까지 다 먹는 습관을 줄이고, 젓가락을 사용해 건더기 위주로 섭취하는 방식이 건강에 더 유리하다.

또한 한국인들이 즐겨 먹는 음식 중에는 젓갈, 김치, 염장 생선(굴비 등)과 같은 염장 식품이 많다. 특히 술과 함께 짜고 자극적인 안주를 먹게 되면 위의 점막이 쉽게 손상되고, 위암을 비롯한 소화기 질환이 발생하기 쉬워 주의해야 한다.

실제 연구에서도 짠 음식을 많이 섭취하는 국가일수록 위암 발병률이 높다는 결과가 나왔다. 한국인의 하루 평균 소금 섭취량은 WHO 권장량(6g)의 3배에 달하는 16~18g이나 된다.

대신에 짠 음식을 자주 먹더라도 암 예방 효과가 있는 과일과 채소를 충분히 섭취하면 위암 위험을 줄일 수 있다. 건강을 위해서는 다음과 같이 염분을 줄이는 식사법을 권장한다.

- 불고기, 삼겹살을 먹을 때 상추, 깻잎, 오이 등 신선한 채소를 함께 섭취한다.
- 김치의 염분을 줄이고, 신선한 채소 샐러드를 곁들여 섭취한다.
- 짠 국물 요리를 먹을 때 건더기 위주로 먹고, 국물 섭취를 최소화한다.

"짜지 않게, 타지 않게!"라는 2007년 국민암 예방 수칙의 슬로건처럼, 염분 섭취를 줄이고 건강한 식습관을 실천하는 것이 위암 예방의 핵심이다.

전 세계를 향한 짠맛의 경고

일본 또한 짠 음식이 발달한 나라다. 일본의 대표적인 음식인 소바, 우동, 라멘, 미소국과 같은 국물 요리나 츠케모노(절인 채소), 시자카나(절인 생선), 시오야키(소금 구이) 등의 염장 음식도 대부분 염분이 높다. 덕분에 일본인의 하루 평균 소금 섭취량도 한국과 비슷한 수준이며, 이로 인해 위암 및 고혈압, 뇌혈관 질환의 발생률이 높다. 특히, 일본에서도 국물까지 마시는 식습관이 문제로 지적되고 있다.

다행히 한국과 일본 모두 최근에는 건강한 식습관에 대한 관심이 높아지고 짠 음식에 대한 경각심이 올라가며 위암 발병률이 감소하고 있는 추세다. 과거와 달리 냉장고의 보급으로 신선한 채소와 과일을 그때그때 사시사철 쉽게 섭취할 수 있게 되었다는 점도 위암 예방에 중요한 역할을 하고 있다.

짠 음식과 위암 발병률의 상관관계에 대해서는 미국과 유럽의 식습관과 비교하여 의문점이 제기되기도 한다. 실제로 한국뿐만 아니라 미국이나 유럽에서도 염장 햄, 앤초비, 크램 차우더 등 짠 음식을 즐겨 먹기 때문이다. 하지만 서양에서는 한국처럼 하루 세 끼 모두 짠 음식을 먹지는 않는 편이며, 국물을 마시는 식습관도 덜하다는 차이가 있다. 즉 짠 음식의 존재 유무가 아니라 하루에 얼마나 소금을 섭취하는 식문화를 가지고 있는지가 중요한 것이다.

해외에서는 카자흐스탄 역시 위암 발병률이 높은 국가 중 하나다. 현지 시장을 조사한 결과, 카자흐스탄에는 한인들도 많이 살고 있어 그들의 식문화가 한국과 유사하며 짠 음식이 많이 소비되고 있음을 확인할 수 있었다. 특히, 김치와 유사한 절임 채소, 장아찌류, 매운 양념이 포함된 음식이 흔하며, 이로 인해 위암 발생이 높은 것으로 추정된다.

기름진 식탁이 유방암을 부른다

한국을 비롯한 동양 여성들 사이에 유방암 발병률이 급격히 증가하고 있다. 아직 명확한 원인이 밝혀지진 않았지만, 학자들은 사춘기 시기의 영양 과잉과 고지방 식단이 유방암의 위험을 증가시킬 수 있다는 데 의견을 모으고 있다.

특히 사춘기 이전의 고지방 식이는 초경을 앞당기고 완경을 지연시키는 경향이 있는데, 이로 인해 여성 호르몬에 노출되는 기간이 길어지며 유방암의 발병 위험이 높아질 수 있다. 또 생활 수준의 향상으로 인한 비만, 결혼의 지연과 출산의 기피, 수유의 기피와 같은 개인 습관의 변화도 유방암 위험 요인 중 하나로 지목된다.

최근 연구에서는 고지방 식단이 체내 지질 균형을 무너뜨리는 것이 유방암 발생에 영향을 미친다는 사실이 밝혀지기도 했다. 따라서 건강에 해로운 지방의 섭취를 줄이고, 신선한 채소와 과일을 충분히 섭취하는 것이 유방암 예방에 매우 중요한 전략이라고 할 수 있다.

국립암센터 및 주요 대학병원의 연구진이 공동으로 발표한 연구에 따르면, 잘못된 지방 섭취와 유방암 발병의 밀접한 연관성은 다음과 같다.

- 고밀도 지단백 콜레스테롤(HDL-C)이 높을수록 유방암 위험이 감소한다.
- 중성 지방(Triglyceride, TG)이 높은 경우 유방암 위험이 증가한다.
- HDL-C가 낮고 TG가 높은 여성은 유방암 위험이 1.45배 증가한다.

이 연구는 한국뿐만 아니라 아시아 여성들의 유방암 예방 전략을 수립하는 데 중요한 과학적 근거를 제공하고 있다.

지방을 먹되 건강한 지방을 선택하라

유방암의 예방을 위해서는 지방을 무조건 피해야 하는 것이 아니라, 지방의 종류와 양을 조절하는 것이 핵심이다. 지방 자체는 우리 몸에 꼭 필요한 영양소이지만 지방에도 좋은 지방과 나쁜 지방이 있다. 그 종류에 따라 건강에 미치는 영향이 크게 달라지게 된다.

유방암 예방을 돕는 건강한 지방은 고등어, 꽁치, 청어 같은 등푸른생선, 아보카도, 올리브 오일이나 들기름 같은 식물성 기름 등에 많이 함유되어 있다. 또 땅콩, 아몬드, 호두, 치아씨드 같은 견과류 및 씨앗류도 몸에 좋은 불포화 지방산의 공급원이다.

반면 유방암 위험을 높일 수 있는 나쁜 지방은 포화 지방이 많은 육류나 베이컨, 소시지, 버터, 크림 등에 많이 함유되어 있다. 트랜스지방이 포함된 패스트푸드, 마가린, 튀긴 음식과 같은 가공식품도 건강에는 해로우며, 내장류, 가공육, 치즈, 크림 소스 등의 고콜레스테롤 식품도 유방암의 위험을 높일 수 있다.

좋은 지방의 섭취는 결과적으로 우리 몸의 HDL 콜레스테롤 수치를 높여 준다. HDL은 '좋은 콜레스테롤'로 불리는데, 체내의 불필요한 콜레스테롤을 간으로 이동시켜 배출하는 역할을 한다. 연구에 따르면 HDL 수치가 높을수록 유방암을 포함한 여러 질병의 위험이 감소한다.

　HDL 수치를 높이기 위해서는 생활 습관의 변화가 중요하다. 하루 30분 이상, 주 3~5회 정도 걷기, 수영, 조깅 등 규칙적인 유산소 운동을 하는 것이 좋다. 적절한 체중을 유지했을 때 HDL 수치가 상승하고 나쁜 콜레스롤이 감소하므로 건강한 식이와 운동을 통해 관리하는 것이 좋다. 흡연과 과음 역시 HDL 수치를 낮추는 요인이므로 금연 및 절주를 권장한다.

　유방암 예방을 위해서는 단순히 지방을 줄이는 것이 아니라, 어떤 지방을 섭취하느냐가 중요하다. 좋은 지방을 충분히 섭취하고, 나쁜 지방을 피하는 식단을 유지해야 한다. 또한, 규칙적인 운동과 건강한 생활 습관을 병행하면 유방암뿐만 아니라 심혈관 질환, 당뇨 등의 질병 예방에도 효과적이다. 올바른 식사 습관을 실천하여 건강을 지키는 작은 변화가 유방암 예방의 큰 차이를 만들어 낼 수 있다.

암 예방에 좋은 음식

WHO에 따르면, 암 발생의 약 35%는 잘못된 식습관과 관련이 있다. 이는 올바른 식습관을 유지하면 암 예방 효과를 얻을 수 있음을 의미한다. 2007년에 제정된 국민암 예방 수칙에도 음식과 관련된 중요한 3가지 권고 사항이 있다.

- 채소와 과일을 충분히 섭취하고, 균형 잡힌 식사를 할 것
- 음식을 짜지 않게 먹고, 탄 음식 섭취를 피할 것
- 술은 하루 두 잔 이내로 제한할 것

과일과 채소는 암 뿐만 아니라 심혈관 질환 등 만성 질환 예방에도 효과적이다. 연구에 따르면 과일과 채소 섭취를 늘리면 암 발생률을 5~12% 줄일 수 있다. 과일은 폐암, 방광암, 구강암, 인두암, 후두암, 식도암, 위암, 대장암, 직장암 예방에 도움을 준다. 채소는 식도암, 유방암, 폐암, 위암, 대장암, 직장암 예방 효과가 크다.

반면, 짠 음식과 탄 음식은 암 발생 위험을 증가시킨다. 짠 음식은 위 점막을 손상시키고 위염을 유발하며, 이는 위암의 주요 원인으로 알려져 있다. 또한, 탄 음식 속의 헤테로사이클릭아민

은 발암 물질로 작용할 수 있다.

암 예방에 효과적인 대표적인 음식
- 녹황색 채소와 신선한 과일
- 통곡물(현미, 보리, 귀리 등)
- 등푸른 생선(고등어, 청어, 꽁치 등)
- 견과류 및 식물성 기름(올리브유, 들기름, 아보카도 등)
- 녹차(카테킨 성분 포함)

일본의 암 역학자 히라야마 박사는 1965년부터 일본인 26만 명을 대상으로 한 연구에서 녹황색 채소와 녹차가 암 예방에 효과적임을 발견했다. 이후 연구들은 녹차가 암 발생 위험을 줄일 수 있음을 지속적으로 보고하고 있다.

녹차의 주요 항암 성분은 카테킨으로, 이는 강력한 항산화 물질이다. 카테킨은 세포 손상을 방지하고, 발암 물질로부터 보호하는 역할을 한다. 그러나 녹차의 카테킨을 인공적으로 추출한 보충제는 같은 효과를 내지 못하며, 자연 상태 그대로 섭취할 때 가장 효과적이라는 연구 결과가 있다.

녹차의 주요 효능
- 항산화 작용을 통한 암 예방

- 염증 반응 억제 및 면역력 강화
- 소화기 건강 개선

커피는 폴리페놀과 항산화 성분을 함유하고 있어 일부 암 예방 효과가 있을 가능성이 있다. 특히, 대장암 예방 효과가 일부 보고된 바 있다. 그러나 반대로 방광암 위험을 증가시킬 가능성이 제기되기도 하여, 명확한 결론은 아직 부족하다.

전문가들은 하루 두 잔 이하의 커피 섭취는 건강에 긍정적인 영향을 미칠 수 있지만, 과도한 섭취는 신경계에 부담을 줄 수 있다고 조언한다.

프랑스인은 육류 소비량이 많고 흡연율도 높은데, 심혈관 질환과 일부 암의 발병률이 낮다. 이를 '프렌치 패러독스(french paradox)'라고 부르며, 그 이유로 레드 와인의 폴리페놀 성분이 주목받고 있다.

레드 와인에 함유된 항산화 성분
- **레스베라트롤**: 암세포 성장을 억제하는 효과가 있을 가능성
- **폴리페놀 및 플라보노이드**: 활성 산소를 제거하고 세포 보호

그러나 이는 과도한 음주를 권장하는 것이 아니다. 소량(하루 한 잔 정도)의 레드 와인은 건강에 긍정적 영향을 미칠 수 있지

만, 과음은 오히려 암 발생 위험을 높일 수 있다.

암 예방을 위해서는 다양한 음식을 균형 있게 섭취하고, 과일과 채소의 섭취량을 늘리는 것이 필수적이다. 암 예방을 위한 식습관과 암 환자의 영양 관리는 다르다. 건강한 사람은 과일과 채소를 충분히 섭취하고, 가공육과 짠 음식, 탄 음식 섭취를 줄이는 것이 중요하다.

암 환자에게 좋은 음식

많은 사람이 '암 예방에 좋은 음식'과 '암 환자에게 좋은 음식'을 혼동하는데, 두 개념은 완전히 다르다. 암 예방을 위한 식단이 건강한 사람이 암 발생을 방지하는 목적이라면, 암 환자의 식단은 치료 과정에서 필요한 영양을 보충하는 데 중점을 둔다.

암은 신체의 에너지를 소모시키는 질병이다. 따라서 암 환자는 충분한 영양을 공급받아야 하며, 단백질과 지방 섭취를 적절히 조절해야 한다. 그러나 일부 환자들은 '암에 좋은 음식'이라는 이유로 무조건 채식과 소식을 고집하며 영양 불균형을 초래하는 경우가 많다.

암 환자에게 적절한 영양 공급 방법은 다음과 같다.

- **양질의 단백질 섭취**: 생선, 닭고기, 두부, 계란, 콩류
- **건강한 지방 섭취**: 견과류, 아보카도, 올리브유
- **고칼로리 음식 추가**: 환자의 체중 유지를 위해 충분한 에너지를 공급
- **소화가 쉬운 음식 선택**: 환자의 소화 상태를 고려하여 식단 조절

반대로 암 환자가 피해야 할 음식은 다음과 같다.

- 가공육, 트랜스지방이 많은 음식 (햄, 소시지, 튀김류)
- 탄 음식 (고기나 생선을 태운 음식)
- 고염식 (짠 음식, 젓갈, 염장식품 등)

암 환자의 식단은 반드시 전문가의 상담을 받아야 하며, 균형 잡힌 영양 공급이 이루어져야 한다. 단순히 '암 예방에 좋은 음식'을 무조건 따르는 것이 아니라, 환자의 상태에 맞춘 개별적인 영양 관리가 중요하다. 과도한 제한이나 특정 음식에 대한 맹신보다는, 개인의 건강 상태에 맞춘 균형 잡힌 식사가 암 예방과 치료에 가장 효과적이라는 사실을 기억해야 한다.

2장

암을 이기는 100점짜리 생활 습관

암은 하루아침에 오지 않는다

우리는 암이 예고 없이 갑작스럽게 찾아온다고 생각하지만, 사실 우리 몸에 쌓인 장기간의 노출과 반복된 습관에서 비롯되는 경우가 많다. 잘못된 생활 습관과 환경 속에서 소리 없이 자라다가 어느 날 문득 고개를 내미는 것뿐이다. 그래서 지금부터라도 잘못된 습관을 바꾸고 건강한 생활을 실천하면 충분히 암을 예방할 수 있다.

연구에 따르면 금연 후 10년이 지나면 폐암의 위험이 절반 이하로 줄어들며, 규칙적인 운동은 대장암과 유방암의 예방에도 효과적이라고 알려졌다. 또한 정기적인 건강 검진을 통해 암을 조기에 발견하면 치료 성과도 크게 향상될 수 있다. 지금까지 식습관이나 생활 습관이 만족스럽지 않았더라도 지금부터 암 예방을 위한 건강한 생활을 시작하면 된다. 한 걸음부터 시작하는 작은 변화가 모여 암이 뿌리내릴 수 없는 토양을 만들어 낼 것이다.

국민암 예방 수칙의 핵심

2019년에 보건복지부에서 국민암 예방 수칙 10가지를 제정해 발표했다. 누구나 실천할 수 있는 것들로, 구체적으로는 다음과 같은 항목들이 포함되어 있다.

① 담배를 피우지 말고, 남이 피우는 담배 연기도 피하기
② 채소와 과일을 충분히 먹고, 다채로운 식단으로 균형 잡힌 식사하기
③ 음식을 짜지 않게 먹고, 탄 음식을 먹지 않기
④ 암 예방을 위하여 하루 한두 잔의 소량 음주도 피하기
⑤ 주 5회, 하루 30분 이상 땀이 날 정도로 걷거나 운동하기
⑥ 자신의 체격에 맞는 건강 체중 유지하기
⑦ 예방 접종 지침에 따라 B형 간염 예방 접종 받기
⑧ 성 매개 감염병 예방을 위해 안전한 성생활 하기
⑨ 발암성 물질에 노출되지 않도록 작업장에서 안전 수칙 지키기

⑩ 암 조기 검진 지침에 따라 정기적으로 검진 받기

이 수칙의 내용은 크게 4가지로 요약할 수 있다.

- **발암 물질 피하기**: 금연, 간접흡연 방지, 유해 물질 회피하기
- **균형 잡힌 식습관 유지하기**: 과일과 채소 섭취, 저염식 실천하기, 탄 음식 피하기
- **예방 접종 및 조기 검진 참여하기**: B형 간염, 자궁경부암 예방 접종 및 정기 검진 받기
- **건강한 생활 습관 유지하기**: 규칙적인 운동, 적절한 체중 유지, 절주 및 안전한 성생활 실천하기

어떻게 보면 누구나 알고 있는 당연한 내용이지만 알고 있는 것만으로 우리의 삶이 달라지지는 않는다. 지금까지 수년, 어쩌면 수십 년의 생활 습관이 암이 쉽게 발생할 수 있는 몸을 만들고 있었던 것일지도 모른다. 그러니 하루아침에 암을 예방할 수는 없다. 지금 당장의 선택이 하나하나 쌓여 궁극적으로 더 건강한 삶을 만들어 낼 것이다.

암 발생의 가장 큰 원인 중의 하나인 담배를 끊고, 균형 잡힌 식사를 하고, 꾸준한 운동을 하는 것을 삶의 우선순위에 두는 노력이 필요하다. 또한 암은 조기에 발견할수록 치료 성공

률이 높다. 국가암 조기 검진 프로그램을 통해 최소 연 1회 검진을 받으면 암으로 인한 사망률을 크게 줄일 수 있다. 국가 권장 검진 항목은 위암, 대장암, 유방암, 자궁경부암, 간암, 폐암 등이다. 가족과 함께 검진 일정을 계획하고 미리 예약하면 검진을 놓치지 않을 수 있을 것이다.

암 예방의 50% 이상은 생활 습관 개선으로 가능하다. 금연, 균형 잡힌 식사, 규칙적인 운동, 정기 검진 참여가 무엇보다 중요하다. 모든 수칙을 완벽하게 지킨다는 강박을 갖기보다는, 설령 완벽하지 못하더라도 하나씩 삶의 루틴과 우선순위를 바꾸어 가는 것이 암 예방의 첫걸음이다. 바뀐 습관이 건강을 지키고, 내가 쌓아 온 건강한 습관은 암을 예방하는 가장 강력한 방패가 될 것이다.

금연은 선택이 아닌 필수

담배는 암 발생의 가장 큰 원인 중 하나이다. 금연만으로도 전체 암의 약 30%를 예방할 수 있을 정도다. 연구에 따르면 간접흡연 역시 직접 흡연만큼이나 건강에 해롭다. 특히, 공공장소와 실내에서의 금연은 흡연자의 건강뿐 아니라 주변인의 건강 보호에도 필수적이다.

금연은 개인의 결심만으로 실천하기 어려운 경우가 많아 국가적 차원의 정책이 병행되어야 한다. WHO를 비롯한 국제기구들은 흡연을 암과 심혈관 질환의 주요 원인으로 지목하며, 각국 정부에 강력한 금연 정책을 권고하고 있다. 한국 역시 건강증진법에 따라 모든 공공기관과 공공장소에서 금연을 법제화하여 실내 흡연을 엄격히 금지하고 있다. 서울 강남대로를 포함한 일부 도심 지역에서 길거리 흡연을 금지하는 조치가 시행되었으나, 아직까지도 완벽한 준수는 이루어지지 않고 있다.

일본의 금연 정책은 세계적으로 모범 사례로 꼽힌다. 도쿄의 쓰키지 수산시장 인근과 일본 국립암센터 주변 도로에는 금연 구역을 알리는 표지가 곳곳에 설치되어 있으며, 길거리에서의 흡연이 엄격히 금지되어 있다. 일본 정부는 이러한 정책을 국민에게 철저히 주지시키기 위해 포스터와 캠페인을 적극적으로 활용하고 있다. 한 예로, 매월 22일 금연 시작을 독려하는 '吸わん(스완)' 캠페인과 월요일 금주를 권장하는 '노~만데' 포스터가 널리 사용되었다.

또한 담배 가격 인상은 금연을 유도하는 대표적인 정책 중 하나이다. 한국의 궐련형 담배 가격은 2015년 인상 이후 현재 4,500원 수준으로 유지되고 있으나, OECD 국가들의 평균 가격은 8,000~10,000원이다. 호주에서는 19,000원에 달하는 반면, 중국은 약 830원으로 큰 차이를 보인다. 이러한 가격 격차

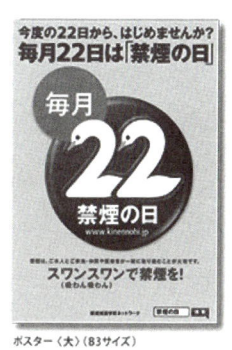
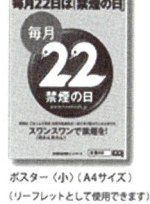
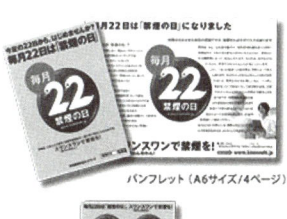
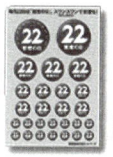

매월 22일 금연 시작을 독려하는 '吸わん(스완)' 캠페인

는 저개발국에서의 흡연율 증가와 직접적으로 연관되어 있다. 미국과 유럽 등 선진국들이 금연을 장려하는 동시에 아시아 및 아프리카 국가에서 저가 담배를 판매해 수익을 올리는 현상은 국제적 문제로 지적되고 있다.

개인이 실천할 수 있는 금연의 첫걸음

흡연자는 대부분 니코틴에 중독되어 있기 때문에 금단 증상으로 인해 금연에 실패하는 경우가 많다. 금연을 결심한 사람 중 오직 10~15%만이 의지만으로 성공한다. 니코틴 금단 증상으로는 집중력 저하, 불안감, 초조, 두통, 불면 등이 나타나며,

이는 일시적이지만 극복하지 못하면 다시 흡연을 하게 된다. 특히 아침에 일어나자마자 담배를 찾거나 하루 한 갑 이상을 피우는 사람은 니코틴 의존도가 높다. 이러한 경우 가족, 친구, 직장 동료 등 주변 사람들에게 금연 결심을 알리고 지원을 받는 것이 중요하다.

한국의 각 지역 보건소에서는 금연클리닉을 운영하며, 금연 상담과 니코틴 대체 요법을 무료로 제공한다. 국가금연지원센터에서는 금연상담전화(1544-9030)나 금연두드림(nosmk.khepi.or.kr)에 접속하면 전문 상담사를 통해 맞춤형 금연 계획과 지속적인 관리 지원을 받을 수 있다.

금연을 결심했다면 제일 먼저 금연 시작일을 명확하게 정하고, 단기 금연을 시도하길 권한다. 시작일은 특정한 기념일이나 결심의 계기가 되는 날도 좋고, 주말이나 공유일에 시작하는 것도 도움이 된다. 자신의 금연 결심을 주변에 알리고, 금연에 방해될 요인들을 파악하고 흡연 욕구를 일으킬 상황들에 대한 대처 행동을 미리 생각하고 숙지하는 것이 필요하다. 금단 증상의 종류와 대처 방법을 알아보고 도움을 받을 수 있는 기관에 연락을 해 두는 것도 좋다. 금연 시작 전날에는 담배, 라이터와 같이 담배와 관련된 물건들을 모두 버리고 차량 같이 평소 흡연하던 장소는 깨끗이 청소해서 금연 환경으로 바꿔 놓자.

2부 암을 예방하는 일상 속의 선택들

단기 금연을 시작한 단계가 성공적이라면 이제 금연을 지속하는 단계로 넘어가야 한다. 이 단계에서는 금단 증상과 흡연 욕구를 다스리는 일이 가장 중요하다. 니코틴 보조제와 금연치료제는 금단 증상과 흡연 욕구를 극복할 수 있도록 도와주기 때문에 꼭 시도하길 권한다. 생활 습관 관리와 스트레스 관리 또한 중요하다. 절주, 체중, 식사 관리를 같이 해 주면 금연의 성공률과 만족도가 올라간다. 흡연을 대신할 수 있는 나만의 스트레스 관리법을 개발해 놓지 않으면 흡연 욕구를 다스리기 어려울 수 있으니, 미술이나 음악, 운동, 동호회 참여 등 자신에게 맞는 활동을 찾아보자. 나 역시 아주 오래전에 금연을 결심한 후에 체중 관리와 여가 및 취미 활동으로 스트레스를 관리하여 금연에 성공할 수 있었다.

담배를 끊고 나면 비로소 얻는 것

일단 금연을 시작하기만 해도 우리 몸은 조금씩 회복의 과정에 들어선다. 그리고 폐암을 포함한 각종 질환의 발병 위험을 낮추기 위한 준비를 시작한다. 금연을 시작한 뒤 시간의 흐름대로 우리 몸에 일어나는 변화는 다음과 같다.

- **24시간 이내**: 혈압과 맥박이 정상으로 회복되며, 일산화탄소 수치가 감소한다.
- **2주~3개월**: 폐 기능이 개선되고 혈액 순환이 좋아진다.
- **1년 후**: 관상 동맥 질환 위험이 흡연자의 절반으로 감소한다.
- **5~15년 후**: 뇌졸중 위험이 비흡연자와 동일해진다.
- **10년 후**: 폐암 사망 위험이 절반으로 줄어든다.

또한 금연을 통해 다음과 같은 긍정적 변화도 경험할 수 있다.

- 입냄새와 몸에 밴 담배 냄새가 사라진다.
- 치아 착색이 줄어들고 구강 건강이 개선된다.
- 피부가 건강해진다.
- 음식의 맛과 냄새를 더 잘 느낄 수 있게 된다.
- 운동 시 숨이 덜 차게 된다.

금연은 단기적으로 힘든 일처럼 느껴질 수 있지만 그 대가는 우리 삶의 온전한 회복이다. 금연을 통해 우리 사회에서 발생하는 암의 30%를 예방할 수 있으니 그 가치는 무엇과도 맞바꾸기 어렵다. 혹여 금연에 실패하더라도 좌절하지 말고 반복적으로 시도해야 한다. 금연은 건강을 지키는 최고의 투자이며, 자신과 가족의 행복을 위한 필수적인 선택이다.

해롭지 않은 만큼의 술은 없다

　암을 일으킬 수 있느냐는 관점에서는 모든 술은 암을 유발할 수 있다. 왜냐하면, 술에 있는 에탄올이 암 발생을 유발하는데, 에탄올은 모든 술에 들어있기 때문이다. 즉, 맥주, 와인, 증류주와 과실주 등을 포함하여 모든 술에는 에탄올이 있고 에탄올은 WHO 산하의 국제 암 연구소(IARC)에서 발표한 1급 발암 물질이다.

　에탄올은 우리 몸에 들어와 아세트알데히드라는 물질로 분해되는데, 이 아세트알데히드는 우리 몸의 세포를 손상시켜 암세포로 발전하게 만드는 요인이 된다. 흔히 알려져 있듯이 알코올을 해독하는 간에 부담을 주는 것은 물론이고, 몸의 전반적인 면역 체계를 떨어뜨리며 정상 세포를 망가뜨리는 것이다.

그래서 음주를 하면 구강암, 인두암, 후두암, 식도암, 간암, 대장암, 유방암, 위암 등 다양한 부위에서 암의 위험성을 높일 수 있다. 특히 암을 일으키는 요인은 술의 종류가 아니라 음주량이다. 술을 많이 마시면 마실수록 암이 생길 가능성은 높아진다. 암의 종류에 따라 정도의 차이는 있는데, 예를 들어서 위암은 하루에 세 잔 이상 음주 시에 발생 위험이 증가하지만 유방암은 소량의 음주로도 유방암 발생 위험이 증가하는 것으로 알려져 있다.

한두 잔도 피할 결심

암을 예방하기 위해서는 확실하게 금주를 해야 한다. 금주를 실현하기 위해 첫째, 술을 피하기 위한 자신만의 동기를 만들고 주변에 알린다. 건강 챙기기, 가족에게 미안한 일 만들지 않기 등 동기를 부여하고 주변인들에게 '앞으로 술을 마시지 않겠다'고 공표를 하여 지속적인 도움을 받을 수 있도록 한다.

다음으로는 금주 환경을 조성하는 것인데, 집안에 술을 두지 않는 것, 술 대신 먹을 음료, 과일 등 간식을 준비하는 것, 운동이나 여가 활동 등 음주를 대신해서 스트레스를 해소할 수 있는 방안을 찾아 두는 것이다. 무엇보다 포기하지 않는 마음이 중요하다. 혹시 실패하더라도 지속적인 실천 의지를 다지는 노력이 필요하다.

　간혹 적당한 음주는 오히려 건강에 좋다거나 스트레스 해소에 도움이 된다고 생각하는 사람들이 있지만, 한두 잔의 술도 완전히 안전하다고 할 수는 없다. 평소 소량 음주를 하거나 음주를 즐기지 않으시는 분, 적극적으로 암 예방에 힘쓰고자 하는 분이라면 금주의 실현 가능성이 높을 것이다. 술을 많이 드시는 분들도 절주를 실천하고, 그것이 곧 금주로 이어지기를 바란다.

태양을 피해야 하는 이유

매일 아침 마주하는 익숙한 햇빛은 하루를 더욱 생기 있게 만든다. 충분한 빛은 시야 확보와 체온 유지에 도움을 주며, 피부 세균 소독 및 비타민 D 합성에도 기여하는 고마운 존재다. 하지만 햇빛을 쬐는 것이 늘 이로운 것만은 아니다.

태양광선에는 UVR(자외 방사선)이 포함되어 있는데, 방사선의 일부는 피부 속에 침투하여 세포를 손상시키고 다양한 부작용을 초래할 수 있다. 대표적으로 백내장, 피부 화상, 일사병, 광민감성 피부염, 면역력 저하, 조기 피부 노화와 같은 건강 문제가 발생하며, 장기적으로는 피부암 위험이 증가한다.

특히 자외선의 종류 중 UVA는 간접적으로 DNA 손상을 유발해 발암 과정을 촉진하고, UVB는 직접 DNA를 손상시켜 발암 작용을 일으킨다. 이로 인해 피부 세포암(기저세포암, 편평세포암)과 악성 흑색종 발생 위험이 높아지게 된다. 특히 자외선 조사량이 높은 북유럽 국가(스웨덴, 캐나다 등)나 호주에서는 피부암 발생률이 높으며, 자외선 노출이 적은 지역에서 이주한 사람도 피부암에 걸릴 위험이 증가한다. 피부암을 예방하는 자외선 차단 방법은 다음과 같다.

- 자외선 지수가 높은 시간대(오전 10시~오후 4시)에는 외출을 자제한다.
- 외출 시 SPF 30 이상, PA+++ 자외선 차단제를 2시간 간격으로 재도포한다.
- 챙이 넓은 모자, 선글라스, 긴 소매 옷 등으로 피부를 보호한다.
- 인공 썬탠 사용은 피하며, 실내에서도 자외선 노출을 방지하기 위해 커튼이나 블라인드를 사용한다.
- 어린이와 청소년의 피부는 자외선에 특히 민감하므로 보호에 더욱 신경 쓴다.

인공 선탠도 예외는 아니다

흔히 자외선이라고 하면 대부분 자연 태양광선을 떠올리지만 의료 목적이나 산업 환경, 미용 목적으로도 일상 속에서 인공적인 자외선 노출이 발생한다. 병원에서는 피부 질환 치료나 광민감성 진단을 위해 자외선을 사용하며, 형광 램프나 특정 산업 장비에서도 자외선이 방출된다. 특히 최근에는 피부 건강과 미용을 목적으로 젊은 층에서 인공 조사 장치를 이용한 자외선 노출이 증가하고 있다.

그중 인공 선탠은 피부 미용을 위해 널리 사용되지만, 장기간 사용 시 피부암 발생률이 현저히 증가한다. 주로 UVA와 UVB를 방출하기 때문에, 단기간 사용은 큰 문제가 되지 않지만 장기간 반복 사용 시 피부암 위험이 높아진다고 알려져 있다. 국제 암 연구소는 인공 선탠을 발암 물질로 지정했으며, 30세 이전에 썬베드를 규칙적으로 사용하는 경우 예후가 나쁜 악성 흑색종 발생 위험이 약 75% 증가한다고 발표했다. 미국, 유럽, 남아프리카에서 실시된 대규모 역학 조사에 따르면 상업적 선탠을 통한 자외선 노출량은 지중해 연안의 자연 태양광선 노출량과 비슷하며, 이로 인한 피부암 위험성은 담배나 석면 노출과 맞먹는다.

실제로 영국에서는 지난 10년간 피부암 발생률이 4배 이상 증가했는데, 이는 태양 노출량이 적은 북유럽 국가 국민들이 선탠을 즐기는 문화와 관련이 깊다. 일부 국가는 18세 미만 청소년의 썬베드 사용을 법으로 금지할 만큼 문제의 심각성을 인식하고 있다.

안전한 피부 미용을 위한 대안은 다음과 같다.

- 자외선 차단제를 바른 후 외출하며, 자연스러운 피부 톤 개선을 위해 자외선 무해한 셀프 태닝 제품을 사용한다.
- 비타민 D 보충을 위해 햇빛 대신 식이요법이나 의사 처방을 통한 보충제를 선택한다.
- 피부 검진을 정기적으로 받아 이상 징후를 조기에 발견한다.

자외선은 적절한 양일 때 유익하지만, 과도한 노출은 피부암을 포함한 다양한 건강 문제를 유발할 수 있다. 자연 태양광선뿐만 아니라 인공 자외선 노출 역시 심각한 위험성을 동반하므로 자외선 차단과 예방이 필수적이다. 꾸준한 피부 보호와 정기 검진을 통해 자외선으로 인한 피부암 발생 위험을 최소화해야 한다.

숨만 쉬어도 닥치는 위험을 막아야 한다

20세기 초반까지만 해도 폐암은 비교적 드문 암이었다. 그러나 1900년대 중반부터 미국과 유럽 일부 국가에서 폐암 발생률이 급격히 증가하기 시작했으며, 이후 여성에게서도 발병률이 높아졌다. 이러한 변화의 원인으로 의학자들은 2가지를 지목했다. 하나는 대도시의 심각한 대기 오염이고, 다른 하나는 흡연 인구의 급증이다.

1950년대, 영국의 돌 박사와 힐 박사의 연구를 통해 흡연이 폐암의 주요 원인이라는 사실이 밝혀지게 됐다. 하지만 여전히 농촌보다 도시에서 폐암 발생률이 높은 이유는 산업 공장, 발전소, 교통수단 등에서 배출되는 대기 오염 물질의 영향 때문이라는 사실도 간과할 수 없다. 실제로 전혀 담배를 피우지 않는 사람도 폐암에 걸리는 경우가 있는데, 이때 주된 원인으로 지목되는 요인 중 하나가 도시의 미세 먼지를 비롯한 대기 오염이다.

WHO 산하 국제 암 연구소는 2013년에 대기 오염을 1군 발암 물질로 지정했는데, 이는 흡연과 같은 등급이다. 즉 숨만 쉬어도 폐암의 위험이 닥칠 수 있다는 뜻이다.

실외와 실내 모두 안전하지 않다

대기 중에는 건강을 위협하는 다양한 발암 물질이 포함되어 있다. 그 구성은 지역과 시간에 따라 달라지는데, 주요 위험 물질은 다음과 같다.

- **미세 먼지(PM2.5 및 PM10)**: 폐 깊숙이 침투해 폐암 발생 위험을 1.3~5.2배 증가시킨다.
- **벤조피렌 및 벤젠**: 강력한 발암 물질로 교통량이 많은 지역에서 농도가 높다.
- **이산화질소**: 자동차 배기가스의 주요 성분으로 지속적인 노출 시 폐암 및 천식 위험이 증가한다.
- **휘발성 유기화합물**: 방광암 위험을 2배, 소아 백혈병 위험을

1.5~2배까지 높인다.
- **오존**: 이차 대기 오염 물질로 호흡기 자극과 폐 기능 저하를 유발한다.

실외 공기만 문제가 되는 것은 아니다. 밀폐된 공간인 실내 오염 역시 건강에는 큰 위협이 된다. 취사, 난방, 건축 자재, 흡연 등에서 발생하는 오염 물질은 폐쇄된 공간에서 오히려 농도가 더욱 높아진다.

- **실내 흡연**: 간접흡연으로 폐암 위험이 최대 3배까지 증가한다.
- **라돈**: 토양과 건축 자재에서 발생하며, 폐암의 2번째 주요 원인이다.
- **석면**: 오래된 건물의 단열재나 지붕재에서 방출되어 악성 중피종을 발생시킬 수 있다.
- **취사 시 기름 증기**: 높은 온도에서 기름을 가열할 때 벤젠 등 발암 물질이 발생한다.
- **유연탄 사용**: 난방과 취사에 사용 시 폐암 위험이 2배가량 증가한다.

대기 오염의 보이지 않는 위험

　동남아시아의 태국, 베트남, 인도네시아, 말레이시아 등에서는 흡연과 함께 교통량 증가로 인한 대기 오염이 폐암의 주된 원인으로 꼽히고 있다. 특히 마닐라나 호치민 같은 대도시에서는 오토바이가 주요 교통수단으로 자리 잡아 배기가스 노출이 심각하다. 대규모 역학 조사 결과에 의하면 이처럼 자동차 배기가스에 지속적으로 노출되면 폐암의 위험이 최대 5배, 방광암은 3배나 증가한다고 알려졌다.

　또 중국 농촌 지역에서는 유연탄을 난방과 취사에 이용하면서 실내 공기 중의 매연 농도가 높아졌고, 이에 따라 여성의 폐암 발생률이 특히 높게 나타나고 있다. 이는 집안에서 머무는 시간이 긴 여성들의 노출 환경과 관련이 있으며, 식당 주방에서 일하거나 가정주부 역시 조리 중에 발생하는 기름 증기에 반복적으로 노출되며 폐암의 위험이 높다.

　이렇게 일상 속 곳곳에 스며들어 있는 보이지 않는 위험을 피하기 위해서는 어떻게 해야 할까? 실외 및 실내 공기의 질을 관리하는 것은 폐암을 비롯한 다양한 질병 예방에 큰 도움이 된다. 다음과 같은 일상 속 실천법을 기억하자.

- **실외 공기 질 확인**: 미세 먼지나 오존 농도가 높은 날은 외출

을 자제하자.
- **실내 공기 관리**: 자주 환기하고 공기청정기를 사용해 내부 공기 질을 개선하자.
- **흡연 금지 및 간접흡연 방지**: 실내 및 차량 내 흡연을 절대 금지하자.
- **친환경 교통 이용**: 대중교통, 자전거, 도보 이용을 생활화하자.
- **취사 시 안전 수칙 준수**: 낮은 온도로 조리하고, 환풍기 사용을 습관화하자.
- **라돈 측정 및 제거**: 라돈 검출기를 사용해 농도를 확인하고 필요 시 전문가 도움을 받자.
- **안전한 건축 자재 사용**: 새집이나 리모델링 시 저휘발성 자재를 선택하자.

추가적으로 대기 오염이 심한 날에는 외출 시 KF94 이상 등급의 마스크를 착용해 호흡기를 보호하고, 귀가 후에는 즉시 세안과 양치로 체내 흡수를 최소화하는 것이 좋다. 교통량이 많은 도심에서는 차량 사용보다 대중교통을 이용하며, 대기질 앱을 확인하며 실시간으로 공기 상태를 확인하는 습관을 갖자. 또 실내에서 음식을 조리할 때는 냄비나 프라이팬에 덮개를 사용하고, 전자레인지를 사용해 연기 발생을 줄이는 것도 유해 물질의 섭취를 줄이는 방법 중 하나다.

대기 오염과 실내 오염은 모두 암 발생에 중요한 영향을 미친다. 흡연을 하지 않아도 그저 주어진 환경 속에서 생활하는 것만으로도 폐암의 위험을 겪을 수 있기 때문에, 결국 개인과 사회 모두가 공기의 질 관리에 적극적으로 참여하는 것만이 해답이 될 수 있다. 자신을 비롯한 주변 사람들을 위해, 또 더 많은 사람의 건강과 생명을 위해 궁극적으로는 대기 오염을 자체를 줄이기 위한 노력을 실천해야 할 것이다.

규칙적인 운동은
강력한 암 백신이다

 비만은 우리 몸에 다양한 염증을 유발한다. WHO는 비전염성 질환 예방과 관리에서 비만 관리를 중요한 전략 중 하나로 강조하고 있다. 심지어 비만을 '세계적인 역병'으로 지적할 만큼 그 심각성을 경고한다. 우리나라에서도 비만 인구가 빠르게 증가하면서 비만이 다양한 만성 퇴행성 질환과 사망률을 높이는 원인으로 지목되고 있다. 비만은 단순히 외형적 문제를 넘어 삶의 질을 저하시킬 뿐만 아니라 치료가 어렵고 재발률이 높아 사회적 비용 부담을 증가시킨다. 그로 인해 잘못된 비만 치료법이나 사이비 건강법이 국민 건강을 해치는 사례도 많다.

 규칙적인 운동 습관이 중요한 이유는 비단 체중 조절 때문만이 아니라 운동이 우리 몸의 전반적인 생리 작용을 건강하게 유지할 수 있는 방법이기 때문이다. 국민암 예방 수칙에서는 주 5회 이상, 하루 30분 이상 땀이 날 정도로 걷거나 운동하기를 권장하고 있다. 그것만으로도 체중 관리와 면역력 강화에 어느 정도 도움이 된다.

또 규칙적인 운동은 대장암, 유방암 등 여러 암 발생 위험을 20~30% 감소시킨다. 빠르게 걷기, 수영, 자전거 타기 등의 운동을 꾸준히 하고, 일상 속에서 계단 이용하기, 수시로 스트레칭하기 등의 습관을 기르는 것도 도움이 된다. 운동을 습관화하려면 가족이나 친구와 함께 운동하거나, 일과 중 짧은 시간이라도 움직이는 것이 중요하다. 특히 중년 이후에는 에너지 소비보다 섭취가 많은 경우가 많아 일상에서 걷기와 같은 간단한 운동을 습관화할 필요가 있다.

매일 꾸준히 조금 더 움직이는 습관

많은 사람이 체중 감량을 위해 다이어트를 시도하지만, 단순한 식이 제한만으로는 건강한 체중 관리가 어렵다. 실제로 지나친 칼로리 제한은 신진대사를 저하시켜 요요 현상을 유발할 수 있다. 요요 현상이란 감량된 체중이 다시 증가하며 오히려 비만도가 더 높아지는 현상으로, 심할 경우 하루 1,200kcal 이하의 섭취에도 체중이 늘어나는 경우가 있다. 이는 몸이 저칼로리 상태에 적응해 에너지 소비를 최소화하기 때문이다.

반면, 규칙적인 운동은 다이어트의 부작용을 방지하고 건강한 체중 유지에 효과적이다. 식이요법과 운동을 병행하면 체중 감량은 물론 지속적인 체지방 관리와 근육량 증가가 가능하다. 운동으로 체내 근육량을 늘리면 기초 대사량이 증가하여 휴식 상태에서도 더 많은 에너지를 소모할 수 있다. 일반적으로 근육량이 많은 사람은 기초 대사량이 2,000kcal 이상으로 높아 체중 관리가 한결 수월하다.

또한 근육은 단순히 에너지 소비 기능 외에도 체내 지방 산화 및 활성 산소 제거 기능을 돕는다. 활성 산소는 체내 대사 과정에서 발생하며, 세포 손상과 암 발생의 주요 원인이 될 수 있다. 규칙적으로 운동을 하면 항산화 능력이 높아지기 때문에 활성 산소를 효과적으로 제거할 수 있다. 특히 근력 운동과 유산소 운동을 병행하면 근육량이 유지되며, 이는 전반적인 건강 증진과 암 예방에 크게 기여한다.

암 예방 운동을 위한 팁은 다음과 같다.

- **작게 시작하기**: 하루 10분 걷기로 시작해 점차 시간을 늘려 보자.
- **일상 속 운동 찾기**: 엘리베이터 대신 계단 사용, 대중교통 하차 후 한 정거장 걸어 보자.

- **운동 일지 작성**: 운동 기록을 남기면 꾸준함 유지에 도움이 된다.
- **친구와 함께하기**: 운동 파트너와 함께하면 지속 가능성이 높아진다.
- **목표 설정**: 일주일에 최소 150분의 중등도 유산소 운동을 목표로 하자.

운동은 단순한 체중 감량을 넘어 전반적인 건강 증진과 암 예방에 핵심적인 역할을 한다. 오늘부터 작은 걸음이라도 시작해 보자. 한 차례 오래 운동하기보다, 매일 꾸준히 몸을 움직이는 습관이 중요하다. 이와 같은 지속적인 노력이 미래 건강을 결정한다고 볼 수 있다.

3장

암, 먼저 알면 막을 수 있다

암은 조기에 발견할수록 두렵지 않다

암은 원래 정상 세포였던 것이 유전자 변이로 인해 제멋대로 자라나고, 성장 제어 기능을 상실하며, 심지어 다른 조직이나 장기로 옮겨(전이) 자리를 침범하는 질병이다. 정상 세포는 규칙적인 성장과 분열을 멈추는 타이밍이 있지만, 암세포는 이러한 통제를 무시한 채 무한히 증식한다. 이 과정은 단일 세포에서 시작하여 수 년에서 수십 년에 걸쳐 천천히 진행되므로 암 진단을 받았을 때는 이미 몸속에서 오랫동안 자라 있었던 경우가 많다. 암의 조기 발견과 예방이 중요한 이유가 바로 여기에 있다.

만약 우리 몸에 암이 발생했을 때 해당 부위에서만 암이 자라고 머문다면 수술로 암세포를 제거하는 일이 비교적 쉽겠지만, 암의 가장 큰 특징은 바로 '전이'다. 원래 있던 부위를 벗어나 주변의 장기로 퍼져 나가 침범하고 그곳에서 다시 암을 퍼트리는 것이다. 그래서 폐암에 걸려도 암세포가 간이나 뼈, 뇌로 전이될 수 있다. 실제로 암이 어느 정도 진행된 상태에서 발견하게 되면 무엇보다 이미 주변 조직이나 장기로 전이된 상태인 경우가 많다.

전이된 암은 원래의 암보다 치료가 훨씬 어려워지고, 생존율도 급격히 낮아지게 된다. 그래서 암은 무조건 조기에 발견하는 것이 가장 중요하다. 문제는 대부분의 암이 초기에는 별다른 증상이 없어 발견하기 쉽지 않다는 사실이다. 몸이 아프지 않으면 병원에 가지 않는 사람이 많지만 암은 주기적인 건강 검진을 통해 오히려 증상이 없을 때 선제적으로 발견해야 한다.

'설마' 하는 방심이 가장 위험하다

암은 초기에 뚜렷한 증상이 없지만, 그럼에도 우리 몸에서 분명히 작은 신호를 보내고 있다. 가벼운 피로감이 계속되거나 체중이 이유 없이 줄어드는 경우, 평소와 다른 불편한 통증이 있거나 몸에서 작은 멍울이 잡히는 경우도 있을 것이다. 대부분의 사람은 이를 시간이 지나면 나아질 가벼운 증상으로 넘기지만, '설마, 아니겠지' 하는 방심이 몸의 병을 더욱 키울 수 있다. 뭔가 몸 상태가 평소와 다르다고 느껴졌을 때 그냥 넘기지 않는 태도가 가장 중요하다.

또한 가족 중에 암을 앓았던 병력이 있다면 더욱 몸 상태에 주의를 기울이는 것이 좋다. 유방암, 대장암, 위암 등은 가족력이 암 발생률에 많은 영향을 미치는 대표적인 암이다. 가족 중에 해당 암 진단의 경험이 있다면, 그 부위에 대해 조금 더 빨리 검진을 받아보거나 자주 검진을 받으며 관찰할 필요가 있다. 암은 무작위로 발생하는 것이 아니라 개인의 성별, 건강 상태, 유전적 요인, 생활 습관 등에 따라 발생률이 달라지기 때문에 자신에게 맞는 관리 전략을 세워야 하는 것이다.

물론 지나치게 불안해할 필요는 없으나, 자신의 몸 상태를 자주 살피고 관심을 기울이며 경각심을 갖는 것은 평소 더 건강한 삶을 유지하기 위해서도 꼭 필요하다. 꼭 어디가 심각하게 아프지 않더라도 의사를 가까이하는 것은 좋은 습관이다. 암이 나를 피해갈 것이라는 안일하고 막연한 마음보다는 냉정하게 내 몸을 관찰하고 관리하는 노력을 해야 한다.

국가와 사회가 힘을 모아야 할 때

아무리 조심해도 어느 순간 암이 찾아올 수는 있지만, 그에 대한 최고의 대처법을 우리는 이미 가지고 있다. 주기적인 건강 검진을 통해서 최대한 빠르게, 미리 발견하는 것이다. 한 사례로 말레이시아 정부에서는 국가 차원의 구강암 조기 검진 사업을 추진하고 있는데, 나도 이 사업을 직접 참관할 기회가 있었다. 말레이시아는 인도, 스리랑카, 태국, 인도네시아 등과 마찬가지로 베텔 너츠라는 열대 과일을 씹는 기호 습관 탓에 구강암 발생률이 높은 국가 중 하나다.

그중 사라와크 지역은 보르네오 섬 북부에 위치하며, 열대 우림과 베텔 과실의 자생지로 구강암 발생률이 특히 높다. 예방 사업의 핵심은 지역 주민들에게 유해 과실의 종류와 위험성을 교육하여 오랜 전통적 습관의 위험성을 인식시키는 데 있다. 이를 위해 지역사회 캠페인과 집단 교육을 실시하고 있으며, 아동부터 청장년층까지 폭넓게 참여시켜 구강 위생과 암 예방에 대한 관심을 높이고 있다. 참여율을 높이기 위해 올바른 칫솔질 교육과 위생 칫솔을 기념품으로 배포하는 등 실질적인 방법을 병행하고 있다.

특히 국가에서 지원하는 구강암 연구·예방 사업소는 유해 과실의 종류와 피해 정도를 파악하고 실험하는 연구소 역할을 수행한다. 이와 함께 치과용 이동 진료차를 활용한 순회 진료팀이 위험 지역을 방문하여 주민들의 치아 건강과 구강암 전구 단계인 백화 현상 발견에 주력하고 있다. 이 사업은 말레이시아 보건당국의 적극적인 지원 아래 국제적으로도 인정받는 구강암 예방 모델로 자리 잡았다.

한국의 국가암 조기 검진 사업과 필요성

국립암센터의 통계에 따르면 한국인 남성은, 남녀 각각 평균 수명까지 생존한다 할 때, 5명 중 2명, 여성은 3명 중 1명이 평생 1번은 암에 걸릴 가능성이 있다. 평균 수명이 연장되면 이 확률은 더욱 높아진다. 그러나 조기 발견 시 많은 암은 치료가 가능하다. 갑상샘암, 유방암, 자궁경부암 등은 5년 생존율이 80%에 달하며, 한국에서 가장 흔한 위암은 조기 발견 시 95% 이상 완치가 가능하다. 따라서 건강 검진을 통한 조기 발견은 암 예방과 생존율 개선의 핵심이다.

정부에서는 저소득층 국민을 포함 전 국민을 대상으로 암 검진을 하는 '국가암 조기 검진 사업'을 시행하고 있다. 2009년에는 약 800만 명이 대상이었으나, 참여율은 55.7%에 불과했다. 설문 조사에 따르면 검진을 받지 않는 주요 이유는

'나는 건강하다고 생각하기 때문'이었다. 그 외에도 '시간이 없어서', '무료라서 믿을 수 없어서', '암 진단이 두려워서' 등의 이유가 있었다. 하지만 이러한 생각은 매우 위험하다. 암은 초기에는 증상이 거의 없어 발견 시기가 늦어질수록 치료가 어려워지기 때문이다.

현재 국가에서 시행하는 암 검진 사업을 이용하면 암 검진 비용을 지원받을 수 있다. 특히 의료급여 수급권자와 국민건강보험 가입자 중 소득 수준이 하위 50%에 해당되는 사람은 무료이며, 나머지 보험 가입자 중 소득 수준이 상위 50%에 해당하는 대상자 역시 검사 비용의 본인 부담률은 10%이다. 특히 자궁경부암과 대장암 검진은 소득 수준과 관계없이 모든 대상자에게 무료로 제공된다. 일본 국립암센터 총재 또한 조기 검진 분야에서 한국의 성과를 인정한 바 있으며, 실제로 한국인의 암 환자 5년 생존율은 지속적으로 증가 중이다.

암 발생의 조기 진단을 성공하려면 개인의 의지와 습관뿐만 아니라 사회적, 경제적 요인도 필수적이다. 의료 시스템, 사회적 인식, 국가의 의료 접근성 등이 이에 해당한다. 예를 들어, 네팔의 경우 국민 소득이 낮고 의료 인프라가 열악하여 암 환자 대부분이 말기 상태에서 병원을 찾는다. 내가 방문한 네팔 국립암병원은 국가 유일의 암 전문 병원이지만, 의료진 부족과 열악한 교통 여건으로 많은 환자가 적시에 진료를 받지 못했다. 특히 지방에서 이송된 환자들은 종양이 광범위하게 퍼진 상태로 발견되는 경우가 많았다.

이처럼 암은 신체 내부에서 오랜 시간 조용히 자라기 때문에 정기적인 검진 없이는 조기 발견이 어렵다. 암세포는 수년에서 수십 년에 걸쳐 성장하며, 증상이 나타날 때는 이미 상당히 진행된 경우가 많다. 따라서 모든 국민이 암 조기 검진의 중요성을 인식하고 적극적으로 참여해야 한다. 제도적 기반을 바탕으로 암 조기 진단 기회를 보장받을 수 있는 사회에서 우리 모두가 암과의 싸움을 이겨 낼 수 있다.

미래 암 진단 기술의 발전과 전망

의학과 기술의 융합으로 암 조기 진단 기술은 빠르게 발전하고 있다. 현재 널리 사용되는 내시경, 초음파 검사, 유방 촬영술 외에도 인체를 비침습적으로 관찰할 수 있는 캡슐 내시경과 가상 내시경이 개발되어 임상 적용에 연구되고 있다. 예를 들어, 캡슐 내시경은 소장 등 기존 내시경 접근이 어려운 부위 검진에 활용된다. 미래에는 암세포만 선택적으로 발광시키는 나노 형광 물질 기술이 적용되어 보다 정확하고 간편한 진단이 가능할 전망이다.

또한 PET/CT와 같은 고해상도 분자 영상 기술은 종양 위치뿐만 아니라 생리적 기능까지 파악할 수 있게 한다. 앞으로 PET와 MRI가 결합한 PET/MRI 장비가 상용화되면 진단 정밀도는 더욱 높아질 것이다.

유전체 연구의 발전으로 개인 맞춤형 암 예방도 가능해지고 있다. 개인의 유전적 특성에 맞춘 검사 항목과 검진 주기를 설정함으로써 보다 효과적인 예방과 치료가 가능하다. 이러한 기술적 진보는 암 발생을 사전에 예측하고 예방할 수 있는 시대를 열어 갈 것이다.

암 예방과 조기 발견은 개인의 건강을 지키는 가장 확실한 방법이다. 정기적인 검진을 받음으로써 암을 조기에 발견하면 치료 성공률이 높아지고, 완치 가능성도 크게 증가한다. 정부의 지원을 적극 활용하여 건강한 삶을 이어 가야 한다. '나는 건강하니까 괜찮겠지'라는 생각을 버리고, 지금 바로 건강 검진을 예약하자. 암은 조기에 발견하면 두렵지 않다.

백신만 맞으면 예방할 수 있는
유일한 암

여성에게 가장 흔한 암 중의 하나는 자궁경부암이다. 자궁암의 주요 원인인 인유두종바이러스(HPV, Human Papillomavirus)는 매우 흔하게 감염되지만 대부분 체내 면역 작용으로 자연 소멸한다. 그러나 HPV의 여러 유형 중 고위험군에 속하는 16형과 18형은 자궁경부암 환자의 대부분에서 발견되며, 이 2가지 유형은 자궁경부암의 주요 원인으로 알려져 있다. 대부분의 암은 따로 백신이 없지만, 자궁경부암을 일으키는 두 종류의 HPV에 대해서는 백신이 존재하여 우리나라에서도 예방 접종이 이루어지고 있다.

임상 시험 결과에 따르면 이 백신은 해당 유형에 의한 전암성 병변 예방 효과가 거의 100%에 달한다. 이로 인해 모든 자궁경부암 중 약 70% 정도를 예방할 수 있을 것으로 기대된다. 또한 HPV 백신은 높은 안전성을 인정받아 백신 중 가장 안전한 등급인 Class B로 분류된다. 대부분의 접종자에서 가벼운 통증이나 발적 정도의 경미한 부작용만 보고되었다. 심각한 부작용은 극히 드물며, 임신 중 접종은 권장되지 않는다.

HPV 백신은 성생활 시작 전인 9세부터 26세 사이에 접종하는 것이 가장 효과적이다. 성 경험이 있는 경우에는 바이러스에 이미 노출되었을 가능성이 있으므로 효과가 다소 떨어질 수는 있지만, 성 경험이 있더라도 HPV 백신 접종을 통한 예방 효과를 기대할 수 있다. 또한 임상 시험 대상이 주로 9세에서 26세 사이였기에 이 연령대에 대한 권장 접종이 이루어지기는 하지만 26세 이상이라도 의료진과 상의 후 접종하면 된다. 다만 임산부의 접종은 피하는 것이 권장된다. 또 현재 남성에 대한 HPV 백신 접종은 우리나라의 경우 아직 국가예방 접종사업에 포함되어 있지 않지만, 일부 국가에서는 항문암이나 구강암 예방을 위해 남성 접종을 확대하는 추세다.

백신 접종 전 자궁경부암 검사나 HPV 검사는 필수가 아니지만, 접종 후에도 정기적인 자궁경부암 검진은 매우 중요하다. 백신의 예방률이 100%에 도달하지 않기 때문이다. HPV 백신은 첫 접종 나이가 12~14세는 2회(접종 간격 2차는 6~12개월 후), 15~26세는 3회(접종 간격 0, 2, 4개월) 이다. 임상 시험에서는 백신 효과가 접종 후 5~6년까지 지속됨을 보여 주었으나, 장기적인 효과와 추가 접종 필요성에 대한 연구는 아직 진행 중이다.

자궁경부암 예방을 위한 생활 습관

HPV 백신 접종 외에도 자궁경부암 예방에는 안전한 성생활이 중요하다. 인유두종바이러스는 주로 성 접촉을 통해 전파되므로 첫 성 경험을 늦추고 성 파트너 수를 제한하는 것이 감염 예방에 도움이 된다. 또한 흡연은 자궁경부암을 포함한 여러 암의 위험을 높이므로 금연은 중요한 예방 수단이다.

예방 접종과 더불어 조기 검진도 자궁경부암 예방의 핵심이다. 20세 이상 여성은 국가암 검진 권고안에 따라 2년에 1번씩 자궁경부암 검진을 무료로 받을 수 있다. 검진을 통해 암으로 진행되기 전 단계인 전암성 병변을 조기에 발견하면 완치 가능성이 매우 높아진다.

이처럼 예방 접종, 정기적인 검진, 안전한 성생활 및 금연과 같은 건강한 생활 습관을 함께 실천하면 자궁경부암을 효과적으로 예방할 수 있다. 무엇보다 암을 감기처럼 백신으로 예방할 수 있는데 하지 않을 이유는 없다. 스스로와 가족의 건강을 위해 예방 접종을 적극적으로 고려하고, 정기적인 검진을 소홀히 하지 않는 것이 중요하다.

암 예방 습관을 만들자-4주 플랜

암 예방은 하루아침에 이루어지는 것이 아니다. 규칙적인 생활 습관을 들이기 위해 꾸준한 노력이 필요하다. 이 4주 플랜은 노령화 예방, 스트레스 관리, 운동, 식이 습관을 중심으로 구성되었으며, 매주 단계적으로 실천할 수 있도록 계획되었다.

1주차: 준비와 인식 개선

목표
- 건강 상태 점검 및 생활 습관 인식 개선

노령화 예방
- 매일 10분씩 뇌를 자극할 수 있는 활동(독서, 퍼즐, 새로운 언어 배우기 등)을 시도하자.
- 최소 7시간 이상 숙면을 취해 뇌 건강을 유지하자.

스트레스 관리
- 매일 아침 5분간 깊은 호흡과 가벼운 스트레칭으로 하루를 시작하자.
- 잠들기 전 10분간 휴식 시간 확보(명상 앱이나 잔잔한 음악 추천).

운동
- 일상 속에서 걷기를 생활화(출퇴근 시 한 정거장 먼저 내려 걷기).
- 하루 최소 30분, 땀이 살짝 날 정도로 빠르게 걷기.

식이습관
- 매끼에 채소와 과일 포함하기(하루 5색 채소&과일 섭취 도전).
- 외식 시 기름진 음식과 짠 음식 피하기.

2주차: 본격적인 실천

목표
- 몸과 마음의 균형 잡기

노령화 예방
- 새로운 취미나 사회 활동 참여
  (예: 공예, 악기 배우기, 지역 모임 참석).
- 매일 간단한 기억력 테스트나 숫자 게임 도전.

스트레스 관리
- 주 2회, 30분씩 좋아하는 활동으로 스트레스를 해소
  (산책, 영화 관람, 가족과의 대화).
- 일과 중 틈틈이 1~2분간 심호흡을 통해 긴장 완화.

운동
- 유산소 운동(빠르게 걷기, 자전거 타기) 주 3회 실시.
- 가벼운 근력 운동(스쿼트, 벽 푸시업) 주 2회 포함.

식이습관
- 가공식품 섭취 줄이기, 통곡물·견과류 추가.
- 저염식 실천: 국물 음식 줄이고, 간은 식탁에서 추가하지 않기.

3주차: 습관 강화와 체력 증진

목표
- 지속 가능한 건강 루틴 만들기

노령화 예방
- 친구나 가족과 함께 규칙적인 사회 활동 참여.
- 하루에 감사한 일 3가지 적기(긍정적 사고 유도).

스트레스 관리
- 주말에 자연 속 걷기(산책, 공원 방문 등)로 기분 전환.
- 숙면 유지를 위해 취침 1시간 전 전자기기 사용 줄이기.

운동
- 유산소 운동 시간을 40분으로 확대, 주 3~4회로 유지.
- 근력 운동 강도 소폭 증가(횟수 또는 세트 수 추가).

식이습관
- 주 1회 신선한 해산물 섭취(오메가-3 지방산 공급).
- 설탕 섭취 줄이기: 음료 대신 물, 무가당 차 선택.

4주차: 지속과 평가

목표
- 성과 평가 및 장기적인 습관 형성

노령화 예방
- 자신에게 맞는 두뇌 활동 1~2가지 정해 꾸준히 지속.
- 매주 가족이나 친구와 교류하며 외로움 예방.

스트레스 관리
- 새로운 휴식 방법 시도(아로마 테라피, 따뜻한 목욕 등).
- 일과 중 잠깐의 낮잠(20분 이내)으로 집중력 회복.

운동
- 일주일에 최소 150분의 유산소 운동 실천.
- 근력 운동 주 3회로 확대, 전신 운동 포함.

식이습관
- 일주일 식사 기록하여 개선점 찾기.
- 가족과 함께 건강식을 직접 조리하여 공유.

4주 플랜을 마치며

작은 변화가 큰 차이를 만든다. 4주 동안 습득한 좋은 습관을 꾸준히 실천하면 암 예방은 물론 전반적인 건강이 향상된다. 꾸준한 관리와 실천으로 건강한 미래를 만들어 가자.

암 치료의 이모저모

암 치료의 목적

암 치료의 가장 큰 목표는 암으로 인해 손상된 신체를 회복시켜 환자를 치유하는 것이다. 하지만 만약 치유가 불가능할 경우에는 더 이상의 암의 진행을 막고 증상을 완화시켜 환자의 수명을 늘리고 삶의 질을 높이는 데 치료의 목적이 있다. 암 치료는 그 목적에 따라 적극적 암 치료와 완화 의료 2가지로 나뉜다. 경우에 따라서 1가지의 방법만 사용하기도 하고, 2가지를 복합적으로 사용할 수도 있다.

적극적 암 치료

적극적 암 치료에서 암을 치료하는 방법은 크게 수술 치료, 항암화학요법, 방사선 치료의 3가지로 구분된다.

- **수술 치료**: 암이 생긴 부위를 절제하여 떼어내는 방법이다. 특히 종양이 아직 주변으로 전이되기 전에는 수술로 암을 제거하는 것이 가장 효과적인 치료법이다.
- **항암화학요법**: 흔히 '항암 치료'라고 부른다. 암세포는 정상적인 세포에 비해 매우 빠르게 자라난다. 그래서 빠르게 자

라나는 암세포를 죽이는 항암제를 적용하는 치료법이다. 다만 우리 몸에는 머리카락처럼 정상 세포임에도 빠르게 자라나는 세포들이 있기 때문에, 탈모 등의 부작용이 생길 수 있다.

- **방사선치료**: 방사선으로 암 덩어리에 충격을 주어 암세포를 죽이는 치료법이다. 수술이 어려운 경우, 혹은 수술 후 미세하게 남아 있는 암세포를 정밀하게 공격해 없애고자 할 경우에 주로 사용한다.

이 외에 국소치료법, 호르몬요법, 광역학치료법, 레이저치료법 등이 사용되기도 하며, 최근에는 면역요법, 유전자요법까지도 포함한다. 또한 색전술, 면역치료, 동위원소치료 등을 진행할 수도 있다.

완화 의료

완화 의료는 환자의 삶의 질을 높이고 증상을 조절하는 데 초점을 맞추는 것이다. 완치를 목표로 하기보다는 통증 치료, 피로 치료, 재활 치료, 호스피스 완화 의료 등 암으로 인한 고통을 덜고 좀 더 편안한 삶을 이어 가도록 돕기 위한 노력이 주로 이루어진다.

국제 암 연구소 지정 발암 물질

국제 암 연구소에서 지정한 발암 물질은 118가지이다. 그중 국립암센터 산하 국가암정보센터가 정리해 놓은 '발암 요인 보고서'의 일부를 소개한다. 모든 발암 물질을 피할 수는 없겠지만, 일상의 언제, 어디서 발암 물질을 마주하게 되는지 숙지한다면 건강 관리에 도움이 될 것이다. 더 자세한 정보는 아래 QR코드를 통해 국가암정보센터로 접속해 확인 가능하다.

발암 물질	영향을 주는 암	노출 현황
6가 크롬	폐암, 비강 및 부비동암	호흡, 식수, 식품 및 식이 보충제
니켈과 그 화합물	폐암, 비강 및 부비동암	오염된 음식물 섭취, 니켈을 함유한 물건, 스테인리스 스틸 조리 기구
포름알데히드	비인두암	식품과 음용수, 건축 자재나 가구 등 실내 공기 노출, 자동차 매연, 산불 등 실외 대기 노출
카드뮴과 그 화합물	폐암 외 다른 병	음식, 흡연, 오염된 토양에서 재배된 농작물, 어패류
대기오염	폐암, 방광암, 유방암	소각 작업, 자동차 엔진 연소 물질 및 석탄 화력 발전소, 미세 먼지
다이옥신	모든 암의 발생 위험 증가 가능	쓰레기 소각 및 자동차 및 디젤 등 연소하는 과정, 고지방 식품 섭취를 통한 체내 노출
⋮	⋮	⋮

← 발암 요인 보고서 상세 설명

암 연구자, 암 환자, 그리고
아직 암에 걸리지 않은 여러분에게 전하는 말

암 연구자에게

암 연구자들은 인류 최대의 난적과 맞서 싸우고 있다. 과학과 의학이 발달한 지금도 암의 모든 원인을 밝혀내지 못했지만, 지속적인 연구와 헌신은 수많은 생명을 구하고 있다. 암 예방, 조기 진단, 치료의 혁신적 진보는 연구자들의 노력 덕분이다. 당신들의 끝없는 도전에 깊은 감사와 존경을 보낸다.

암 환자에게

암 진단을 받았을 때 느끼는 공포와 두려움은 상상하기 어렵다. 그러나 암은 더 이상 절망만을 의미하지 않는다. 조기 발견 시 완치율이 높아지는 암이 많으며, 치료법도 빠르게 발전하고 있다. 무엇보다 중요한 것은 희망을 잃지 않는 것이다. 가족, 의료진, 주변의 도움을 받으면서 치료와 회복의 길을 함께 걸어가자.

삶은 암보다 강하다. 치료 과정은 힘들 수 있지만, 포기하지 않고 한 걸음씩 나아가면 분명 회복할 수 있다. 당신은 혼자가 아니다. 많은 사람들이 같은 길을 걷고 있으며, 그 끝에는 건강과 행복이 기다리고 있다.

암은 어느 날 갑자기 찾아오지 않는다. 우리의 작은 습관, 선택, 환경이 오랜 시간 동안 쌓여 암이라는 결과를 만든다. 오늘의 작은 실천이 내일의 건강을 만든다. 지금 이 순간부터 건강한 선택을 하자. 그것이 자신과 사랑하는 가족을 위한 최고의 선물이다.

암에 아직 걸리지 않은 건강인에게

지난 30여년간 암의 예방에 관해 강의실에서 강의하고, 일반 직장인에게 강연하면서 항상 강조하는 몇 가지 부탁이 있다.

우리는 아직 암에 안 걸렸다.

그러나 오래 살면 언젠가는 우리에게도 암이 찾아 올 수 있다. 그래서 정기적으로 건강 검진을 받는다.

암에 걸리더라도 크게 걱정하지는 마라. 암 환자의 반 이상은 완치가 된다. 더군다나, 암을 조기에 발견하면 95% 이상 완치가 된다. 아직 암에 걸리지 않았을 때 예방에 힘 써라. 꾸준한 검진을 통해 자신의 몸을 자세히 살펴라. 암에 걸릴 확률을 낮추는 것, 그리고 암에 걸리더라도 완치될 확률을 높이는 것은 각자의 습관에 달려 있음을 잊지 말아야 한다. 그러므로 암을 조기에 발견하는 일은 국가나 사회가 할 일이지만, 암을 예방하는 일은 자신이 스스로 해야 함 또한 잊지 말아야 하겠다.

암을 이기는 습관

초판 1쇄 발행 2025년 10월 1일

지은이	유근영
펴낸이	박영미
펴낸곳	포르체

책임편집	김찬미
마케팅	정은주 민재영
디자인	황규성

출판신고	2020년 7월 20일 제2020-000103호
전화	02-6083-0128
팩스	02-6008-0126
이메일	porchetogo@gmail.com
인스타그램	porche_book

ⓒ 유근영(저작권자와 맺은 특약에 따라 검인을 생략합니다.)
ISBN 979-11-94634-56-0 (03510)

- 이 책은 저작권법에 따라 보호받는 저작물이므로 무단전재와 무단복제를 금지하며, 이 책 내용의 전부 또는 일부를 이용하려면 반드시 저작권자와 포르체의 서면 동의를 받아야 합니다.
- 이 책의 국립중앙도서관 출판시도서목록은 서지정보유통지원시스템 홈페이지 (http://seoji.nl.go.kr)와 국가자료공동 목록시스템(http://www.nl.go.kr/kolisnet)에서 이용하실 수 있습니다.
- 잘못된 책은 구입하신 서점에서 바꿔드립니다.
- 책값은 뒤표지에 있습니다.

여러분의 소중한 원고를 보내주세요.
porchetogo@gmail.com